Wunderkräfte der Natur – Lebensfreude durch Wohlfühlkost

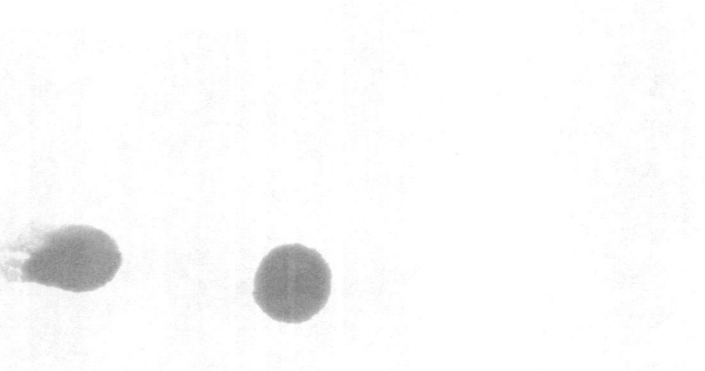

Von Elke Weiler-Nowack

Wunderkräfte der Natur – Lebensfreude
durch Wohlfühlkost

Iss roh, dann wirst du froh!
Iß kalt, dann wirst du alt!
(Nahrung für Körper, Geist und Seele)

Inhalt

1. Vorwort

Glaube nicht, dass ich dir eine Wunderpille nenne, die du nur noch schlucken musst und alle deine Leiden sind vorbei. So leicht wird es dir nicht gemacht, obwohl es leicht ist.

Jammere nicht beim lieben Gott, auch nicht bei deinem Arzt (der hat die gleichen Krankheiten wie du) oder flehe nicht das Schicksal an, dass dich angeblich schwer bestraft hat. Nein, nicht das Schicksal ist schuld, nicht deine Freunde, nicht deine Verwandten und Bekannten haben dich krank gemacht, nicht mal dein ärgster Feind – du allein, dein Denken ist Ursache deines jetzigen Zustandes und nur du allein kannst dich heilen. „Wie?" fragst du.

Dann lies aufmerksam die liebevoll gemeinten Ratschläge auf den nächsten Seiten!

Ich serviere dir ein Büfett von Informationen, und du selbst entscheidest, wieviel und welche Zutaten Du davon nutzen möchtest.

Du kannst lernen, deinen Körper besser zu verstehen. Lass dich von deiner inneren Weisheit leiten und sei offen für wunderbare, neue Erfahrungen.

Da du kreativ bist, wird es dir nicht schwerfallen, aus den vielen wundervollen Früchten die schmackhaftesten und vor allem gesündesten Gerichte zu zaubern. Ich vertraue dir, dass du mit allen Anregungen dieses Buches verantwortungsbewußt umgehst. Kehre zurück zur natürlichen, lebendigen Kost, die der Schöpfer für alle vorgesehen hat und die die Natur für alle bereithält. Der Mensch ist ein Teil der Natur, er sollte mit ihr leben und die Naturgesetze achten. Gesunde Ernährung des Körpers ist ein Naturgesetz!

Wenn du Hilfe möchtest und mit anderen gemeinsam diesen neuen Weg gehen möchtest, wende dich an einen Gesprächskreis, in dem sich Vegetarier, Rohköstler und solche, die es werden wollen, zusammenfinden. Eine Liste aller Gesprächsgruppen kannst du beim „Bund für Gesundheit" anfordern (Adresse siehe Anhang).

Grüne Heilkost

Grüne Spitzen, zarte Blüten
tanzen wild im Wind
saugen auf die Kraft der Sonne
nähren jedes Menschenkind.

Jeden Tag lauf ich durchs Gras,
das feucht vom Reif der Nacht
erfreue mich am wilden Kraut
zupf` es mit Liebe und Bedacht.

Körper, Geist und Seele lechzen
Nach der Urkraft der Natur.
Genieße diese göttliche Mahlzeit,
spüre die Wirkung dieser heilenden Kur!

Empfange Gottes heilende Hände
aus jedem Stengel, jedem Blatt
entdecke sie in guten Gedanken und Gesängen,
iss dich an göttlicher Heilkraft satt.

Alles ist Freude, Glück und Harmonie,
wenn du es wirklich willst
und durch Meditation und Sonnendiät
deinen Körper, Geist und Seele stillst.

2. Naturgesetze, die du einhalten solltest

Du bist es selbst, der seinen Körper dauerverschmutzt!
Von allen Übeln kannst du dich *selbst* befreien, wenn du folgende Naturgesetze einhältst:

- Iss Nahrung, an die du biologisch angepasst bist, also reife Früchte, rohe Salate und Gemüse, auch ölhaltige Pflanzen wie Nüsse, Avocados, Oliven, kaltgepresstes Olivenöl und Kokosnüsse und vor allem Wildpflanzen!
- Atme reine Luft!
- Trinke stilles Wasser!
- Gönne dir ausreichend Schlaf und Entspannung!
- Absolviere täglich kräftige, anstrengende Bewegungen!
- Suche dir eine kreative, wertvolle Beschäftigung!
- Schaffe dir ein angenehmeres Umfeld zu Hause, im Freundeskreis und im Arbeitskreis!

Lass von den krankmachenden Gewohnheiten los. Den Schlüssel zur Veränderung hast du allein in deiner Hand! Vergiss die „bösen" Feinde: Bazillen, Viren, Bakterien sind nicht Ursache der Krankheiten, sondern dein eigener kranker Boden, deine „Abfallgrube" Darm, lädt diese kleinen „Tierchen" als Saubermacher ein. Um von allen Süchten los zu kommen, kannst du Schritt für Schritt vorgehen, besser wäre eine abrupte Unterbrechung.

„Abstinenz ist leichter als Mäßigkeit."

3. Iss dich gesund

Welche Wirkungen haben die Lebensmittel (Mittel zum Leben) auf unseren Organismus?

3.1. Milch und Milchprodukte

- Allergieauslöser Nr. 1
- Enthält zuviel tierisches Eiweiß, das zur Verstopfung führt
- Vermehrt die Magensäureproduktion
- Das „Kasein" in der Kuhmilch bindet den Kalziumanteil, deshalb kann es der Mensch schlecht aufnehmen. Kasein führt zu Schilddrüsenerkrankungen
- Milch übersäuert den Körper, zur Neutralisierung braucht der Körper Kalzium und da er es aus der Milch nicht verwerten kann, entzieht er es den Knochen und Zähnen. Ergebnis: Osteoporose, Multiple Sklerose
- Milch ist für uns nicht verdaulich, da uns ab dem 3. Lebensjahr die Enzyme „Laktase" und „Käselab" fehlen. Milch ist zum Aufziehen unserer Kinder geeignet, auch im Tierreich wird sie nur zur Aufzucht der Jungen benötigt (oder hast du schon einmal eine ausgewachsene Kuh Milch saufen sehen?).
- Die homogenisierte Milch, die außerdem hoch sterilisiert und pasteurisiert ist, ist tot. Dadurch entstehen Fettpartikel, die durch die Darmwand dringen und die Ablagerung von Kalk in den Arterien und im Lymphsystem beschleunigen
- Sie verschließen Magen und Darm und stoppen die Verdauung
- Milch verschleimt, deshalb kommt es oft zu Hauterkrankungen, weil über die Haut nicht mehr optimal ausgeleitet werden kann.

- Der hohe Cholesteringehalt begünstigt die Arterienverkalkung

Eine Patientin, 61 Jahre alt, kam mit typischen Beschwerden einer Osteoporose in meine Praxis. Es waren Symptome wie Rückenschmerzen und Zahnprobleme.

Stolz berichtete sie mir, dass sie regelmäßig Milch trinke, um dem Körper Kalzium zuzuführen. Nur eine gründliche Ernährungsberatung und das Absetzen aller Milchprodukte sowie eine gründliche Darmsanierung brachten erhebliche Verbesserungen. Sie stellte mit Erstaunen fest, dass sie auch ohne Milchprodukte, dafür mit mehr Rohkost ihr Essen genießen kann.

3.2. Fleisch

- Der Mensch besitzt keine Enzyme zur Fleischverdauung, z.B. „Urikase", welches die Bildung von Harnsäure verhindern soll. Folgen: Gicht
- Fleisch fault aufgrund unseres langen Darms, diese Fäulnisstoffe machen krank „die Krankheit sitzt im Darm"
- Tierisches Fertigeiweiß nutzt uns nichts, denn der Körper muss es erst in Aminosäuren zerlegen und daraus eigenes Eiweiß beziehen. Aminosäuren sind aber bereits in allen Pflanzen enthalten und vom Körper sofort verwertbar (z.B. haben Bananen acht Aminosäuren)
- Tierisches Eiweiß lagert sich ab in Arterien, Augen, Nieren, Haut, Gelenken und Herz. Forscher haben bewiesen, dass unsere Vorfahren „Frugivore" waren (Frugivore sind Früchteesser)
- Fleisch ist extrem säurebildend mit viel Harnsäure und Leichengiften

Merke: Übersäuerung ist die Grundursache aller Krankheiten einschließlich Krebs!

Fleisch ist ein absoluter Therapieblocker. Immer wieder erlebe ich es in meiner Naturheilpraxis, dass nur dann Heilerfolge einsetzen, wenn vor allem Schweinefleisch während der Therapie gemieden wird. Schweinefleisch ist in seiner Struktur dem menschlichen Eiweiß ähnlich. Deshalb kann es leicht die Darmwand durchdringen und ins Blut gelangen. Tiere nehmen viele Giftstoffe aus der Umwelt auf. Diese Toxine gelangen über die Nahrungskette in den menschlichen Körper und können dort Entzündungen und allergische Reaktionen hervorrufen. Vegetarier sind gesünder als Fleischesser.

3.3. Getreide

- Stärke in Getreide und Kartoffeln wird nicht aufgeschlossen, nur „Ptyalin" im Mundspeichel verdaut vor
- Blutgefäße und Lymphsystem werden verstopft, die Folge sind Hämorrhoiden, Geschwüre, Krebs...
- Unsere Ausscheidungsorgane versuchen, diese Stoffe wieder los zu werden, jedoch der aus Stärkemolekülen entstandene zähe Kleisterschleim setzt Gewebe und Drüsen zu. Asthma und Bronchitiskranke kennen diesen Schleim, auch jeder Verschnupfte. Können die Ausscheidungsorgane diesen Dreck nicht mehr nach außen befördern, wird die Haut als größtes Ausscheidungsorgan mitgenutzt, das Resultat dieser Entgiftung sind Akne, Psoriasis (Schuppenflechte) Neurodermitis, Grieß und Steine in Galle und Niere
- Gärende Stärke erzeugt Alkohol, sie tragen also ständig eine Alkoholfabrik mit sich herum. Deshalb hat Getreidenahrung schreckliche Einwirkung auf die Leberzellen, das kann bis zur Leberzirrhose führen
- Die „bösen" Bazillen und Keime helfen uns, denn sie fressen diesen gefährlichen Schleim auf. Warum also belasten wir un-

seren Körper mit schädlichen Medikamenten? Wir töten unsere Freunde ! Mikroben verwandeln Stärke in Eiter, der dann leichter über die Haut auszuscheiden ist. Tausche die gesamte Stärkekost gegen Früchte!!! Getreide wird zur besseren Lagerung haltbarer gemacht durch Gifte wie Quecksilber... Um Brot besser aufgehen zu lassen, wird ihm Zystein zugesetzt, das aus chinesischem Menschenhaar und Schweineborsten gewonnen wird - Guten Appetit!

Als ich begann, Brot, Nudeln und andere Getreideprodukte von meinem Speiseplan zu streichen, purzelten auch viele überschüssige Pfunde. Die meisten Dicken sind Kohlenhydrat- Dicke. Vegetarier, die viele Körnermahlzeiten essen, haben oft noch Gewichtsprobleme. Kollath ist der Begründer der Vollwertkost durch Getreide.
Er selbst erkrankte durch diese Getreidefrischkost an Ösophagitis (Speiseröhren-Entzündung). Bald konnte er durch diese Verengung der Speiseröhre keine feste Nahrung mehr aufnehmen.

3.4. Fisch

- Fisch fault im Magen und Darm schneller als Fleisch
- Fische nehmen aus dem Meer viel Cadmium und Blei auf (Eskimos sterben sehr früh)
- Vegetarier, bedenke, Fisch ist auch Fleisch!

3.5. Zucker

- Zucker wirkt auf Herz und Bewegung, blasse „Zuckerkinder" sind nervös und aufgeputscht
- Zucker erzwingt Hormonsteigerung der Nebennieren, dies

veranlasst die Leber, Glykogen (Zucker) in die Blutbahn aus-
zuschütten, nach diesem Pep wird Insulin freigesetzt und es
kommt zum Fall des Blutzuckers (Hypoglykämie), das alles be-
einflusst den Blutdruck.
- Zucker macht die Darmwände durchlässig, Toxine (Gifte) können ins Blut gelangen
- Zucker ist ein Vitamin- und Mineralstoffräuber!
Wenn du häufig Heißhunger auf Süßes hast, ist dies meist ein Zeichen, dass sich in deinem Darm Mykosen (Pilze) eingenistet haben. Der
Candida albicans, ein Hefepilz, ist bei fast allen meiner Patienten zu
finden. Erst der Verzicht auf Zucker und eine Darmsanierung bringen
Abhilfe.

3.6. Kristallsalz

Da Salze generell kristallisieren, ist jedes Salz zugleich Kristallsalz,
reines Natriumchlorid ebenso wie Natrium- oder Kaliumjodid oder
Natriumfluorid. Der Gebrauch des Wortes „Kristallsalz" hört sich gut
an und lässt in Verbindung mit Heilversprechen die Kassen der Salzver-
käufer klingeln. Salz ist anorganisch, ein wahres Gift. Es bindet Wasser,
da es immer in Lösung gehalten werden muss, Ödeme können entstehen. Ca. 30 g Salz im Körper benötigen ca. 3,5 l Wasser. Ein Salzesser,
der ca. 100 g Salz im Körper hat, trägt zusätzlich etwa 11 l Wasser, das
sind immerhin 22 Pfund, mit sich herum. Dein Körper verdaut Salz
nicht. Kein frei lebendes Tier braucht Salz, egal was andere behaupten.
ES IST EIN GIFT! Salz verursacht oder ist mitschuldig an

- Krebserkrankungen
- Herzerkrankungen
- Hypertonie
- Grüner Star

- Darmstörungen
- Nierenentzündungen
- Gewebeverhärtungen
- verhärtete Venen und Arterien
- Arthritis

Menschen sind salzabhängig seit sie ihre Nahrung kochen. Salz ist aber nicht in der Lage, die verlorengegangenen und organisch gebundenen Mineralstoffe zu ersetzen. Die Indianer verwendeten kein Salz. Auch alle Urvölker, die von Rohkost lebten, benutzten kein Salz. Salz ist ein Gift, egal ob Meersalz, Salinensalz oder das gepriesene Kristallsalz aus dem Himalaya. Du brauchst Salz, auch NaCL, in organischer Form aus frischen Pflanzen.

Salz verbessert nicht den Geschmack, es überdeckt den wahren Geschmack der Nahrung. Wenn sich deine Geschmacksnerven normalisieren, wirst du die köstlichsten Aromen der Nahrung entdecken.

Iss lebendige Nahrung, die reich an Mineralsalzen ist. Wenn du zu viel Obst isst, das viel Fruchtzucker enthält, entmineralisierst du deinen Körper. Dann bekommst du wirklich Heißhunger auf Salz. Sorge für ein ausgewogenes Verhältnis zwischen Früchten und grünblättrigen Gemüse!

Wenn ich in den vielen Jahren meiner Rohkosternährung manchmal gesalzene Oliven aß, fühlte ich mich sofort unwohl und nahm bis zu 2kg. zu.

Salz bindet Wasser. Sofort nach dem Weglassen normalisierte sich mein Gewicht wieder und das Unwohlsein verschwand. Ist dein Körper auf Rohkost umgestellt und innerlich sauber und entschlackt, dann wird jede Sünde sofort mit körperlichen Attacken gebremst, um dich auf den gesünderen Weg zurückzuführen. Solange du noch die Schlechtkost verträgst, ist dein Körper noch nicht genug gereinigt.

4. Mein Weg zu neuer Lebensqualität

Als mir bewußt wurde, was ich meinem Körper durch jahrelange Schlechtkost angetan hatte, veranlasste mich das zu einer radikalen Ernährungs- und Lebens-Umstellung. In meinem Leben vollzog sich eine revolutionäre Wende. Auslöser dieser Veränderung war der „Große Gesundheitskonz" von Franz Konz, dem Ur-Kost Pionier Deutschlands. Schon während des Lesens wurde mir klar, wie einfach es ist, gesund zu sein. Jedoch wie schwer es ist, von der erhitzten, unnatürlichen Schlecht-kost loszukommen, offenbarte sich mir erst in der Umstellungsphase.

Zuerst fastete ich drei Wochen. Da ich stark über die Haut entgiftete, sah ich aus wie ein Streuselkuchen. Ich nahm es dankbar an, half es mir ja, Toxine und alte Schlacken loszuwerden. Nach der Fastenkur ernährte ich mich vegetarisch.

Ich aß vorwiegend Rohkost, aber auch noch erhitztes Gemüse, Nudeln, Reis, Hirse Kartoffeln und Brot. Da diese vegetarische Kost natürlich qualitativ hochwertiger war als die alte, setzte ein enormes Wohlgefühl ein. Jedoch meine chronisch verstopfte Nase, der niedrige Blutdruck und die lästigen Regelkopfschmerzen blieben weiterhin meine treuen Begleiter. Vier Jahre später kamen dann mehr und mehr das Verlangen und die Einsicht nach 100% Rohkost auf. Wieder fastete ich zwei Wochen. Danach ernährte ich mich folgendermaßen:

- Ein Drittel süße Früchte: Obst, Gemüsefrüchte wie Tomate, Gurke, Zuchini und Kürbis. Alles, was Samen enthält, gehört zu den Früchten.
- Ein Drittel grünes Blattgemüse, einschließlich Wildkräuter (3-4 Portionen täglich)
- Ein Drittel fetthaltige Pflanzen und Früchte: Avocado, Durian, Kokosnüsse, Samen und Nüsse

Pflanzenfette sind die besten Antioxidantien (Radikalfänger), denn sie erleichtern die Verdauung, weil sie die empfindlichen Schleimhäute schmieren. Außerdem halten sie die Haut feucht, isolieren die Nerven und schützen uns vor den Folgen der Umweltverschmutzung. Pflanzenfette verhindern das Eindringen von Kochsalz, Chemikalien und anderer schädlicher Substanzen in die Zelle. Besonders wichtig ist eine gezielte Darmsanierung. Wenn die Darmwände verklebt sind, wird die Rohkost nicht richtig verdaut, weil sich verhärteter Schleim und Kot festgesetzt haben.

Du kannst deinen Darm mit Darmspülungen(Hydro-Colon Therapie)oder mit Kräutern reinigen. Ich entschied mich für die Kräuterkur, da diesem Kräuterpulver gleichzeitig gesunde Darmbakterien zugesetzt sind.

Natürlich ließ ich auch meine Amalgamplomben, die beiden Brücken aus Palladium sowie Goldfüllungen entfernen und durch körperlich verträglichere Substanzen ersetzen. Auch von meinen beiden toten Zähnen, die das Immun-System belasten, trennte ich mich.Nach dieser Zahnsanierung fühlte ich mich körperlich und seelisch entlastet. Nach der Ausleitung des Quecksilbers mit der Methode nach Dr. Klinghardt und der Bioresonanztherapie verschwanden endlich die chronisch verstopfte Nase und der Blutdruck normalisierte sich.

Jetzt bin ich über 50, bereits in den Wechseljahren und kenne weder Hitzewellen noch andere Wechseljahreskrisen.

Natürlich wirst du durch diese Ernährungsumstellung und der damit verbundenen Entschlackung deines Körpers auch an Körpergewicht verlieren (für viele eine wunderbare Vorstellung). Ich wog vor der Umstellung 75kg bei einer Größe von 1,65m. Während der Entgiftungsphase verlor ich insgesamt 25kg.

Ich war dünn. Nachdem mein Körper innerlich gereinigt war, pegelte sich das Gewicht auf 52kg ein.

Da mein Körper von Schlacken und schädlichen Stoffen gereinigt ist, funktionieren die Ausleitorgane hervorragend. Vor allem meine Haut, das größte Ausleitorgan, ist sauber, glatt und straff. Seit zwei Jahren benutze ich keine Kosmetikartikel mehr, denn wie innen so außen. Während der Entgiftungsphase solltest du keine Cremes oder Salben auf deine Haut schmieren, dadurch verstopfst du die Poren und dein Körper kann nicht ungehindert entgiften. Es stimmt, wenn es heißt: „Wahre Schönheit kommt von innen!"

Rohkost, vor allem Früchte erzeugen ein positives Karma. Das hat meine Meditation sehr unterstützt. Gesunde Ernährung ist immer Mittel zum Zweck, um die Energiebahnen des Körpers durchlässig zu halten. Nur auf diesem Wege wirst du wahre Selbstverwirklichung erlangen. Ich habe mich durch eine gesunde Ernährung mit den vom Schöpfer bereitgestellten Früchten in die göttliche Welt der Natur integriert. Eins sein! Mein Leib ernährt sich jetzt von den Gaben der reellen Welt und auch mein Bewußtsein wird bald nicht mehr in der illusorischen umherirren.

Deine gesunde und natürliche Lebensweise ist der Garant für eine friedliche, glückliche Welt. Denn nur ein gesunder Körper und Geist strahlen Lebensfreude nach außen, die von anderen Menschen aufgenommen und weitergetragen werden.

Ein Lächeln am Morgen vertausendfacht sich bis zum Abend!

Stecke deine Mitmenschen mit deiner liebevollen, vor Gesundheit strotzenden Ausstrahlung an, und es werden Wunder geschehen. Einfach und natürlich leben bedeutet für mich ein enormer Hinzugewinn an Lebensqualität, Genuß und Spiritualität.

4.1. Mein persönlicher Speiseplan

Morgens esse ich herrliches, reifes Obst, vor allem aus unserer Region. Das sind Äpfel, Birnen, Weintrauben und Pflaumen. Da der Mensch aus den Tropen stammt, sind auch Südfrüchte wichtig wie Bananen, Mangos, Duriane, Jackfrüchte u.v.a. Melone solltest du nur alleine essen, denn sie passiert sehr schnell den Verdauungstrakt. Kombiniere sie nie mit anderem Obst!

Warum esse ich Obst?

Früchte haben alles, was mein Körper braucht: Glukose, Aminosäuren, Mineralstoffe, Fettsäuren und Vitamine. Früchte haben das engste Verhältnis zum Licht, denn die Sonne ergießt fortwährend eine Flut von Licht in die Früchte. Die Verdauung von Früchten erfolgt schnell. Mein Körper gewinnt umgehend höchste Energie, um sich von belastenden Schlacken, besonders von Fettpolstern, zu befreien. Denke daran, dass nur Fruchtzucker sich unmittelbar in Energie umwandelt. Fett, Eiweiß und andere Kohlenhydrate sind hierzu nicht fähig. Sie müssen zuerst zu Glukose (Fruchtzucker) aufbereitet werden. Dieser Vorgang kostet wieder Energie, die wiederum zu Lasten der Muskel- und Nervenkraft geht.

Merke:
Früchte immer nur in den leeren, nüchternen Magen! Auch zwei Stunden vor oder nach einer Hauptmahlzeit ist in Ordnung. Rohkost enthält drei „essentiell" lebenswichtige Fettsäuren, die wir nicht selbst bilden können: Linol, Linolen und Archidonsäure. Diese Fette sind gesund und setzen sich nicht in den Arterien ab.

Mittags und abends ernähre ich mich von rohem Gemüse und Salaten, oft immer aufgewertet mit Wildkräutern wie Löwenzahn, Melde, Vogelmiere, Gänseblümchen, wilde Stiefmütterchen, Taubnessel, Brennnessel, Franzosenkraut, Sauerampfer, Spitzwegerich, Taubenkropf, Giersch u.v.m.

Warum esse ich keine Fleischmahlzeiten?

„Solange es Schlachthäuser gibt, wird es Schlachtfelder geben." (Zitat von Leo Tolstoi)

Viele Naturforscher haben aufgezeigt, dass der Mensch ein Früchteesser, war. Wenn du dich zu den Fleischessern zählst, verhalte dich auch so. Vertilge deine Beute mit Blut und Innereien. Mit den Innereien nehmen echte Fleischfresser auch pflanzliche Stoffe zu sich, z.B. aus dem Mageninhalt. Das Enzym Urikase fehlt uns Menschen. Es verhindert die Bildung von Harnsäure. Deshalb geht von unserem Darm eine ständige Fäulnis und Giftwirkung aus, die schwere Krankheiten verursacht. Rheuma, Gicht und Ischias haben wir dem Fleisch-, Fisch und Eierkonsum sowie dem säurebildenden Getreide zu verdanken.

Woher bekomme ich nun mein Eiweiß? Fragst du.

Fertigeiweiß benötigen wir nicht, unser Körper muss es erst in die verschiedenen Aminosäuren zerlegen und daraus sein eigenes Eiweiß beziehen. Aminosäuren sind in sämtlichen Pflanzen vorhanden. Wie sonst könnte ein Elefant aus Gras und Blättern sein Riesen-Knochengerüst, seinen Organismus aus Knochen, Fleisch und Blut aufbauen? Wir Menschen sollen tierisches Eiweiß nötig haben? Im Gegenteil – zu viel macht krank. Wir Menschen speichern diesen Eiweißüberschuss in der Leber und den Kapillaren und verstopfen auf diese Weise unsere Säftebahnen. Wir brauchen auch kein tierisches Eiweiß als Gehirnnahrung, im Gegenteil, das Gehirn benötigt nur Fruchtzucker, den am wirkungsvollsten unsere Früchte zur Verfügung stellen. Der Müll aus Eiweiß, Fett und toten organischen Mineralien verstopft gerade unsere feinen Hirnarterien – Ergebnis: Schlaganfall. Der Mensch vermag aus Pflanzen das für ihn erforderliche Eiweiß zu beziehen. Das geschieht im gesunden Darmmilieu mit Hilfe von Stickstoff (=Nitrogen = Eiweiß). Geronnenes, hitzebehandeltes tierisches Eiweiß und damit verändertes tierische Fette lagern in und an unseren Arterien zusammen mit überschüssigem LDL-Cholesterin und anorganischem Kalk ab. Dieser Müll verstopft alle Säftebahnen. Du selbst bist dafür verantwortlich!

Vieles spricht gegen den Fleischgenuss:

1.   Dein Körper ist vom Zerkleinern der Kost mit den Zähnen über den Magen- Darm Trakt bis zur Ausscheidung auf Früchteverdauung ausgerichtet:

Hast Du scharfe, kräftige Zähne zum Zerkleinern von Muskeln und Knochen?

Hast Du die nötigen Verdauungssäfte, um diese dann aufzulösen?

Hast Du genauso einen kurzen Darm wie fleischfressende Tiere?

Würdest Du eine Fleischdiät machen, gehst du binnen kurzer Zeit zugrunde.

2.   Beim Töten eines Tieres wird der Stoffwechsel in den Zellen unterbrochen. Alle giftigen Stoffwechselschlacken wie zum Beispiel Harn- und Kohlensäure bleiben in den Nieren zurück. Sie werden nicht mehr ausgeschieden. Du verzehrst sie dann mit.

3.   Zu diesen Schlacken kommen Gifte der Fäulniszersetzung, die sofort nach dem Tod des Tieres einsetzt, hinzu. Du kaufst dein Fleisch nie im frischen Zustand, du verzehrst es in einem Zustand mehr oder weniger starker Verwesung. Erfahrungen in meiner Praxis bestätigen mir immer wieder, dass

die Menschen aufgrund falscher Lebensweise (u.a. Ernährung und Bewegungsmangel) unter chronischer Darmträgheit leiden. Dadurch wird die Bildung von Fäulnisgiften im Verdauungskanal und somit die Zerstörung der Darmflora noch gesteigert.

Auch dein Blut nimmt diese Gifte auf und transportiert sie in die Zellen, wo diese den Zellstoffwechsel stören. Sie schwächen deine Konstitution und deine natürlichen Abwehrkräfte.

4.   Fleischkost schadet auch deiner Seele! Solange der Mensch den Tieren und Pflanzen Leid zufügt, wird er selber leiden.

Im Buch „Das ist mein Wort" (siehe Verlag DAS WORT) offenbart uns Jesus folgendes: *„Denn von den Früchten der Bäume und der Saat der Pflanzen allein genieße ich und diese werden vom Geiste in mein Fleisch und in mein Blut verwandelt. Von diesen allein und Ähnlichem sollt ihr, die ihr an mich glaubt und meine Jünger seid, essen, denn von diesen, im Geiste, kommen den Menschen Leben und Gesundheit und Heilung."*

Weiterhin heißt es: *„Der Mensch soll weder Menschen töten noch bewußt Tiere töten oder sie zum Verzehr schlachten, denn sie sind als Geschöpfe Gottes seine Übernächsten."* (siehe Verlag DAS WORT).

Beachte:

Krebszellen weisen 10 mal soviel Eiweiß auf wie normale Zellen. Geht dir ein Licht auf? Ein von Krebs befallener Körper weiß nicht mehr, wohin mit der ganzen Eiweißlast, deshalb bildet er Beutel, um die überschüssigen Abfälle loszuwerden (Metastasen). Du kannst den Müll nur durch Totalfasten, Rohkost und körperliche Betätigung loswerden. Fischeiweiß lässt sich noch schlechter verwerten. Fisch fault schneller im Magen und Darm. Das Meer enthält große Mengen der metallischen Gifte Cadmium und Blei, die auch die Fische aufnehmen. Die Eskimos, die sich meist von Fisch ernähren, sterben sehr früh und sind von der höchsten Schlaganfallrate der Welt betroffen. Während du dich nach einer Fisch- und Fleischmahlzeit müde und träge fühlst, spüre ich nach dem Verzehr von leckeren Früchten enorme Kräfte in Geist und Körper.

Was ist mit Eiern?

Ei liefert neben Eiweiß und Fett ca. 300 mg Cholesterin. Eier erzeugen Eiter, ein Omelett die doppelte Menge. Da sie kaum Grobstoffe besitzen, verstopfen sie unseren Darmkanal. Ihr großer Anteil Schwefel erzeugt faulige Gase. Wer Leber- oder Nierenprobleme hat, sollte auf Eier verzichten, außerdem sind sie Auslöser von Allergien.

Jedoch Allergieauslöser Nr. 1 ist die Milch. In der Milch kommen 25 verschiedene Eiweiße vor, die 40 unterschiedliche allergische Reaktionen hervorrufen. Sie werden von der Mutter, die ihren Säugling stillt, und selbst Milchprodukte isst, auf ihr Kind übertragen. Milch und Weizen sind oft Verursacher von Neurodermitis und Multipler Sklerose. Milch weist einen hohen Anteil von Kalzium auf, das der Mensch jedoch nicht verwerten kann, da Kalzium an Kasein gebunden ist. Kuhmilch enthält Laktose (Zucker) und Kasein (Protein), die durch die Enzyme Laktase und Käselab verdaut werden müssen. Aber ab einem Alter von etwa drei Jahren haben die meisten Menschen diese Enzyme nicht mehr ausreichend vorrätig. Vor allem ist die heute angebotene Milch tot, denn sie wird homogenisiert, sterilisiert und pasteurisiert. Die Kuh selber säuft keine Milch, sondern Wasser. Milch nutzt sie nur zur Aufzucht ihrer Jungen. Durch Homogenisierung werden die Fettkügelchen in kleinste Teile gespalten. So sind sie in der Lage, die Darmwand zu durchdringen. Kalkablagerungen in den Arterien und im Lymphsystem sind die Folge.

Milch und Milchprodukte sowie Getreide sind Nahrungsmittel, die sauer verstoffwechselt werden. Im Magen verwandeln sich die in der Milch vorhandenen Substanzen Kalk und Phosphor mit dem Milcheiweiß in Käse. Dieser sondert sich im Darm als schweres Darmgift ab, das die Darmzotten verkleistert. Nahrung kann nicht mehr richtig aufgenommen werden. Die Folge sind spröde Knochen. Die Hauptursache mürber Knochen liegt im hohen Eiweiß- und Stärkeverzehr. Das nicht verwertbare Kalzium aus den Milchprodukten verstärkt die Verkalkung. Diese stark säurebildenden Produkte entziehen zur Neutralisierung den Zähnen und Knochen das wichtige Kalzium. Folge: Osteoporose! Wie bringen es die großen Säugetiere fertig, ohne Milch so stabile Knochen zu produzieren? Wie die Tiere, so kann auch der Mensch seine starken Knochen aus organischen Mineralien in naturbelassenem Obst und Gemüse selbst aufbauen. Naturbelassene Aminosäuren aus Pflanzen können besser verwertet werden, als das durch Hitze verminderte und artfremde, geronnene Eiweiß aus Tierkörpern. Große Mahlzeiten aus tierischem Eiweiß verursachen Kalziumverlust deines Körpers. Artfremdes, tierisches Eiweiß lagert sich ab in Weichteilen, Arterien, Augen (Grauer Star), Nieren (Nierensteine), Haut (Falten), Gelenken (Rückenschmerzen), Herzklappen (dadurch Blutstauung) und vor allem im Bindegewebe, das wiederum zur Azidose

(Übersäuerung) des Körpers führt. Eiweißmast sammelt Phosphor, Schwefel, Harnsäure und andere Säuren an, steigert die Entmineralisierung der Knochen und fördert Kalkablagerungen im Gewebe.

4.2. So bereite ich meine Mahlzeiten zu

Ich esse eine Obstmahlzeit und zwei Gemüsemahlzeiten am Tag. Dabei richte ich mich nicht nach bestimmten Essenszeiten, sondern verzehre meine leckere Kost dann, wenn ich Hunger verspüre. Die Obstmahlzeit setzt sich aus vier bis fünf verschiedenen Obstsorten zusammen. Ich achte darauf, dass ich nur reife Früchte zu mir nehme. Unser großer Obstgarten bietet die beste Grundlage, sich mit biologisch wertvollem Obst zu versorgen. Solltest du keinen eigenen Garten haben, erkundige dich auf Bauernhöfen oder achte auf Obstbaumalleen, die es an kaum befahrenen Landstraßen gibt. Sie tragen herrliche, unbehandelte Biofrüchte.

Wir sammeln dieses Obst auf und lagern es viele Wochen in luftdurchlässigen Stiegen im Keller auf. Ich esse vorwiegend einheimische Früchte wie Äpfel, Birnen, Weintrauben, Kirschen, Pflaumen und Beeren, aber auch Südfrüchte. Da die Wiege der Menschheit in den Tropen stand, lechzt es den Menschen auch nach leckeren Südfrüchten. Wundervolle, unbehandelte Früchte wie Cempedaks, Jackfrüchte, Durians (Königin der Früchte), Mangos, Papayas, Mangostane, Safus und viele andere Sorten beziehe ich über einen Früchte-Versand.(siehe Verzeichnis) Probiere es aus! Du leckst dir alle Finger danach.

Auch meine Gemüsemahlzeiten sind im Handumdrehen zubereitet. Viel Gemüse beziehe ich aus dem eigenen Gemüsegarten und Gewächshaus. Einiges hole ich mir zusätzlich von den Bauern im Dorf. So gibt es in meinem Ort eine nette, ältere Dame, die jedes Jahr reichlich Grünkohl anbaut und sich riesig freut, mir jeden Winter davon abzugeben. In den Wintermonaten kaufe ich Obst und Gemüse auch im Supermarkt. Die Gemüsemahlzeit bereite ich aus den Sorten, auf die ich gerade Appetit habe.

Hier ein Rezeptvorschlag:
2-3 Blätter Salat (Ruccola, Blattsalat, Eisberg)
einige Scheiben Gurken oder Zuchini
2 Tomaten
1 Fenchelblatt
3-5 Radieschen
eine Stange Porree oder Lauchzwiebel
eine Stange Sellerie oder geriebener Knollensellerie
Dazu gebe ich gern Gewürze wie Chayennepfeffer, Kreuzkümmel und
Liebstöckel-Frischblatt oder Koriander-Frischblatt.

Das Dressing bereite ich aus dem Saft einer halben Zitrone, dazu eine ausgelöffelte Avocado, die man zerdrückt, und einem Schuß kaltgepreßtem Olivenöl. Wenn du an getrocknete oder ungesalzene Oliven kommen kannst, gib sie dazu. Es gibt spanische Fincas, die sehr gute Oliven anbieten. Probiere selbst aus , welche Gemüsemenge dir zum Sattwerden ausreicht. Ein gutes Sättigungsgefühl erreichst du durch die Beigabe von Wildpflanzen, die reich an Enzymen und Eiweißen sind. Iß etwa eine Handvoll zu jeder Mahlzeit. Um die Verdauungssäfte nicht zu verdünnen, trinke ich lange vor oder nach dem Essen. Durch die wasserreiche Rohkost wirst du weniger Durst verspüren. Führe deinem Körper trotzdem ausreichend Wasser zu.

Woher kannst du qualitativ hochwertiges Obst und Gemüse beziehen?

Aus dem eigenen Garten, von Biobauernhöfen, aus dem Reformladen, vom Bauernmarkt, von Streuwiesen (abgelegen von großen Straßen), über den Versand.

Lagern kannst du Obst und Gemüse im Keller oder kühlen Raum. Am besten ist es, du kaufst sie immer frisch.

Wenn du dir vornimmst, gesund zu essen, beginne sofort damit! Jeder gewonnene Tag bringt dich deiner Gesundheit näher. Bedenke auch, 80% Rohkost- nur 80% Gesundheit, 100% Rohkost- 100% Gesundheit.

4.3. Wieviel Toleranz findet ein Rohköstler unter seinen Mitmenschen?

Interesse, Neugier und viel Toleranz, natürlich auch Unverständnis, sogar Mitleid prägten meine große Gesundheitswende. Natürlich belächelte man mich im Bekannten und Verwandtenkreis, doch hinderte es mich nicht daran, eine bessere Lebensqualität anzusteuern. Mein starker Wille und Glaube an meine innere Kraft ließen mich alle Hindernisse überwinden. Neugierig war ich auf das, was mich an körperlichen Veränderungen erwarten würde.Ich kann nur dann Erkenntnisse gewinnen, wenn ich neue Wege ausprobiere. Die Vorbildwirkung meinerseits kam auch den Patienten meiner Praxis zu Gute, die ich selbstverständlich über gesunde Ernährung aufkläre. Ich bin einfach glaubwürdiger. Stell dir vor, ich würde als vollschlanke Heilpraktikerin meinen Patienten etwas über gesunde Ernährung erzählen.

Auch meine Tochter ist jetzt Rohköstlerin. Meine Lebensweise zwinge ich niemandem auf, ich lebe sie einfach vor. Den Bekannten und Verwandten ist längst das Lachen vergangen. Sie sehen jetzt, wie schlank und gesund ich bin, das strahlt nach außen. Bin ich zu Familienfeiern eingeladen, steht immer ein Früchte- und Gemüseteller an meinem Platz. Viele fragen mich um Rat.

Lade ich mir Freunde oder Verwandte ein, gibt es ein gemischtes Büfett, damit auch die Nichtrohköstler auf ihre Kosten kommen. Auch ich bin natürlich tolerant, wie kann ich es sonst von anderen erwarten?

Keiner traut sich mehr, sogenannte „Unkräuter" aus meinem Garten zu entfernen, um mir die Gartenarbeit abzunehmen. Sie wissen, dass sie damit meine „Grundnahrungsmittel" vernichten.

Im Urlaub buchen wir meist nur mit Frühstück und versorgen uns selbst. Ich habe im Hotel auch schon mit dem Koch verhandelt und wurde dann mit der schmackhaftesten Rohkost versorgt.

Manchmal werde ich gefragt: „Vermißt du nicht etwas? Verzichtest du nicht auf so manche Köstlichkeit?" Hier meine Antwort: „Ja, ich verzichte auf Krankheiten, depressive Stimmungen, ständige Stress- und Müdigkeitserscheinungen..."

Ich werde sicherlich auch im hohen Alter körperlich fit, geistig rege und seelisch in Harmonie sein, um die Zeit mit meinen Enkeln und Urenkeln bewußt und freudig zu genießen.

4.4. Rohkost Kinder

Neben der Muttermilch ist die Vormilch (Kolostrum) von größter Bedeutung für das Baby, um seine Abwehrkräfte zu entwickeln und zu stärken. Außerdem kann ein Säugling noch kein Cholesterin bilden, deshalb ist Muttermilch wichtig für die Entwicklung seiner Drüsen und Hormone.

Biologisch wertvolle Kost für die Mutter führt zu ausreichender

Milchbildung. Ich kenne Rohkostmütter, die viele Jahre ihre Kinder neben der Rohkostversorgung noch zusätzlich gestillt haben. Gerade in den ersten Jahren ist Muttermilch als Schutz wichtig, um dem kindlichen Organismus in vielfältiger Weise zu helfen, mit Erregern fertig zu werden. Stille mindestens zwei Jahre lang! Muttermilch enthält natürliche Hormone, z.B. Cortisol, und einige kleinere Proteine, die dafür sorgen, dass die recht durchlässige Darmwand des Babys sich verdichtet. So können Toxine nicht ohne weiteres vordringen. Die Vormilch enthält viel Eiweiß und fettlösliche Vitamine, auch Abwehrstoffe wie Immunglobuline. Das Kolostrum (Vormilch) ist die erste Immunisierung des Kindes. Was die Neugeborenen-Gelbsucht anbetrifft, sie ist bei gesunden, voll ausgetragenen Säuglingen normal und harmlos. Stillen ist der beste Weg, dem Baby zu helfen, das Bilirubin (Abbau-Produkt von Hämoglobin) auszuscheiden. Zusätzliche Wasser- oder Glucose-fläschchen stören nur das Gleichgewicht des sinnvollen Stillsystems. Wenn dann der Wunsch des älteren Kindes nach leckeren Früchten größer wird, dann ist der Zeitpunkt gekommen, wo es bereit ist , es gut zu verdauen. Es hat die körperliche Reife erlangt, Obst und Gemüse zu verarbeiten. Mit drei oder vier Jahren ist das Kind meist bereit, abzustillen. Das ist jedoch individuell verschieden. Wenn du dich gesund und vollwertig ernährst von Rohkost, gewinnst du auch die Sicherheit, der Weisheit der Natur zu glauben. Ernähre dich gerade in dieser Stillzeit naturgemäß.

Vor allem Wildpflanzen sind die beste Sicherheit für eine umfassende und ausreichende Vitalstoffzufuhr. Nach der Stillzeit kannst du auch dein Kind rohköstlich ernähren. Rohkostkinder sind fröhlich, ausgeglichen, klug und gesund.

Es ist äußerst schwierig, aber eine dankbare Aufgabe, größere Kinder für die Rohkostnahrung zu begeistern. Wenn du als Elternteil den Entschluß gefaßt hast, zu einer gesunden Ernährung zu wechseln, dann wirst du nach dem Absetzen der Massivdrogen wie Alkohol, Zigaretten, Kaffee, Fleisch, Milchprodukten, aber auch den stärkehaltigen Getreideprodukten und Süßigkeiten jeder Art feststellen, dass nur noch Obst, Gemüse, Samen und Nüsse sowie Wildpflanzen übrigbleiben.

Setze dich mit deinem Kind ins Gras, zupfe die vitalstoff;und vitaminreichen, chlorophyll-geladenen Wildpflanzen und stopfe sie dir ungewaschen in den Mund.

Dazu isst du am besten eine wundervolle Frucht und du wirst sehen, dass auch dein Kind dieses Eins-Sein mit der Natur genießen wird.

Leider kommen viele Kinder mit Allergien in meine Naturheilpraxis, die sich oft als ausgeprägte Milch oder Weizenallergie offenbaren.

Ein kleiner Junge, vier Jahre alt, hatte eine starke Milch-Neurodermitis. Nach einer Woche strenger Karenz aller Milchprodukte und gleichzeitiger Verbesserung der Ernährung auf viel Rohkost, begann die Haut abzuheilen. Auch die Anzeichen einer allergischen Bronchitis verschwanden.

Eine Patientin, 14 Jahre alt, litt an einer Weizen- Neurodermitis. Sie war sehr unglücklich und der Kontakt mit einem Freund blieb meist aus, da die Haut im Gesicht stark befallen war. Nach dem Absetzen aller Getreideprodukte, dem Eliminieren von Kochsalz und Zucker und der Steigerung der Rohkostnahrung, verschwanden zwei Wochen später die Hauterscheinungen, nach etwa acht Wochen war sie der glücklichste Teenager.

Unsere Kinder sind das Wichtigste für uns, deshalb sollte uns auch ihre gesunde Ernährung am Herzen liegen. Immer sollten wir Eltern ein Vorbild an gesunder Lebensweise sein, damit wir unseren Kindern und unserem Umfeld gegenüber glaubwürdig bleiben.

4.5. Wildpflanzen – beste Urmedizin

Grundbedingungen für unser menschliches Leben sind die Sonne und die in der Erde enthaltene Energie, sowie die in den Erdkristallen gespeicherte Sonnenkraft.

Die Pflanze macht sich diese gebundene Kraft zunutze. Aus dem Blattgrünfarbstoff „Chlorophyll" erfolgte die Kohlendioxidspaltung in Kohlenstoff und Sauerstoff – der Beginn organischen Lebens. Das grüne Blatt ist daher Grundlage allen biologischen Lebens. Die Wurzeln nehmen Grundbestandteile zerfallener Pflanzenreste und Mineralien aus den Gesteinen der Erde auf. In der Pflanze fließt ein doppelter Säftestrom:

- Das Blattwerk nimmt Kohlenstoff aus der Luft auf und das Chlorophyll absorbiert das Sonnenlicht.
- Die Wurzel entnimmt erdige Mineralstoffe.

Die Kräfte der Sonne werden in der Pflanze gebunden. Mit der Pflanze nimmst du also lebendige Nahrung zu dir: Zucker;und Eiweißstoffe, Vitamine und Mineralien.

Während der Verstoffwechslung wird die in der Pflanze eingebaute Sonnenkraft frei – du erhältst Lebenskraft. So wie die Pflanze sich zur eigenen Erhaltung ihre Stoffe aus dem Boden und der Luft holt, so muss auch jedes tierische und menschliche Wesen seine Stoffe aus dem Boden und der Luft aufnehmen.

Dieses Gesetz gilt genauso für die Vorgänge im menschlichen Körper. Die Aufnahme der Nahrung entspricht dem Wurzelwerk der Pflanze und die Lunge ist mit der Blattkrone gleichzusetzen. Daher sind die Grundlage der menschlichen Entwicklung Pflanzen, Früchte und Samen. Vor der Entdeckung des Feuers ernährten sich deine Vorfahren rohpflanzlich (vegetabil) . Deine Organe sind nur auf die Umwandlung vegetabiler Kost eingerichtet, also auf die Verarbeitung von Obst, Gemüsen, Kräutern, Wurzeln und Samen im Naturzustand.

Erst mit der Nutzbarmachung des Feuers setzte eine verhängnisvolle Entwicklung ein. Es wurden und werden noch heute durch das Erhitzen die lebenswichtigen und kraftentfaltenden Enzyme zerstört. Diese empfindlichen Eiweißgebilde gerinnen bei 42°C. Solch tote Nahrung belebt nicht gerade deine Zellen, sondern belastet deinen Stoffwechsel, verkleistert dein Gewebe und verengt deine Gefäße.

Kalk, Magnesium, Natrium, Kalium und andere Stoffe werden durch Hitze aus ihrer organischen Bindung im Pflanzensaft herausgelöst. Stärke im Getreide wird gesprengt und in Schleim und Kleister verwandelt, der als gärender und faulender Ballast deiner Gesundheit schadet. Die biologische Aktivität erlischt, weil die gesamte in der Molekularstruktur gebundene Sonnenenergie aufgelöst wird! Erhitzte Nahrung ist niemals belebend.

Als ich mit der Rohkost begann, hatte ich anfangs meist immer noch Hunger nach jeder Mahlzeit. Erst als ich regelmäßig, dreimal am Tag, auch Wildpflanzen aß, trat schnell das Sättigungsgefühl ein. Auch die Entgiftungserscheinungen des Körpers gingen schneller vorüber. Warum? Wildkräuter haben den besten Einfluß auf unser Milieu, da sie die größten Basenbildner sind. Das im dunkelgrünen Blatt enthaltene Chlorophyll sorgt für einen schnellen Aufbau neuer Zellen, altes und krankhaftes Gewebe wird schnellstens abtransportiert. Der hohe Anteil an Vitaminen, Mineralstoffen, Spurenelementen und anderer Stoffe gewährleistet deine rasche körperliche Regeneration.

Wasche deine Wildpflanzen nie ab, denn nur die ungewaschenen besitzen die zum Aufbau der Darmflora nötigen Bakterien, die auf Kulturgemüse nicht zu finden sind. Durch die Aufnahme hochkonzentrierter Nährstoffe wird auch dein Geist klarer. Du wirst interessierter, lebensbejahender und auch dein Verhältnis zur Natur bekommt eine neue Dimension. Wildpflanzen sind das hochkonzentrierteste Lebensmittel der Natur. Denn die Wildpflanze sucht sich ihren Standort selbst, weil sie dort die optimalen Lebensbedingungen findet, um kraftvoll zu wachsen. Diese Kraft tankst du beim Essen mit. Für mich gibt es keine „Unkräuter" sondern Wildkräuter. Sicherlich möchtest du jetzt auch wissen, welche Wildpflanzen ich esse, wo ich sie finde und wie ich sie pflücke?

Jede Wildpflanze pflücke ich ohne Wurzel, damit sie weiterleben kann. Auf meinem Grundstück finde ich eine reiche Auswahl .

Mein Grundstück ist mein Naturreich, mein Wohlfühlraum. Wir haben uns einander angepaßt. Ich gebe ihm Pflege und Liebe, er entschädigt mich mit Schönheit und Nahrung. Ich bin sicher, dass auch die Pflanzen in meinem Lebensraum meine Schwingungen aufnehmen und mich so mit der für mich gesündesten Nahrung versorgen können.

Auch in deinem Garten findest du reichlich Wildpflanzen, nur leider wirfst du sie meist als „Unkraut" auf den Kompost. Wenn du in der Stadt lebst, kannst du Wildpflanzen im Park und im Wald finden, oder du schaust dich in einer Kleingartenanlage um. Ich weiß, du bist hier sicherlich sehr einfallsreich, denn wenn du ein Auge dafür bekommst, wirst du erstaunt sein, wo überall diese grünen Köstlichkeiten wachsen.

Ich esse vor allem Löwenzahnblätter, Birkenblätter, denn beide leiten sehr gut über die Niere und Blase aus. Gänseblümchen, Taubnessel rot und weiß, wilde Stiefmütterchen, Hirtentäschel, Melde, Vogelmiere, Beifuß, Spitzwegerich, Schafgarbe, Franzosenkraut, Sauerampfer und Brennesseln beleben ebenfalls meinen Speiseplan. Pflücke von der Brennessel nur die oberen beiden Blättchen, reibe sie zwischen Daumen und Zeigefinger, dann kannst du sie essen, ohne dich zu verbrennen.

4.6. Denkendes Wasser

Wasser ist ein wichtiger Informationsträger für unsere Zellen.
Es ist wichtig für deine Verdauung.
Deine von der Schlechtkost stammenden sauren Säfte werden auch durch Wasser neutralisiert. Bei zu starker Übersäuerung verschließt

z.B. der Magenpförtner den Ausgang, daraus können Schmerzen, Sodbrennen, Gastritis und Geschwüre resultieren. Das süchtigmachende Kochsalz wird durch Wasser in Lösung gehalten, damit es nicht zur Vergiftung kommt.

Auch über deine Atmung geht Wasser verloren. Führst du es nicht reichlich zu, kann es zu erschwerter Atmung durch verkrampfte Lungen und Bronchien kommen.

Dies führt oft zu Asthma und Bronchitis.

Ein zu geringer Wasserkonsum kann zu Verstopfung führen, denn im Darm wird dem Nahrungsbrei Wasser entzogen.

Cholesterin kleidet die Zellwände aus, damit kein Wasser entweicht. Bei ausreichender Wasserzufuhr wird überschüssiges Cholesterin über die Leber ausgeschieden. Dadurch bilden sich keine Ablagerungen in den Gefäßen.

Auch die Herzgefäße brauchen Wasser, sonst verkrampfen sie sich. Das Herz pumpt schneller und stärker, der Blutdruck steigt.

Viel Wasser benötigen auch deine Knochen und Gelenke, um ihre Geschmeidigkeit zu erhalten. Bei Wassermangel verdicken die Knorpel oder verschwinden. Dann reiben Knochen auf Knochen und reizen die Nerven, solche Schmerzen sind nicht angenehm. Deine Bandscheiben trocknen ein, Rückenschmerzen geben dir dann ein Signal.

Sehr viele meiner Patienten kommen mit Rückenbeschwerden, oft sind es Bandscheibenprobleme. Du mußt wissen, dass sich ungesunde Lebensweise, vor allem stressige Probleme im Rücken ablagern. Wie heißt es doch "Jeder hat sein Päckchen zu tragen".

Nach jeder Rückentherapie müssen die Patienten viel trinken, um die gelösten Toxine und Schlacken auszuschwemmen.

Wasser leitet auch Energie zum Gehirn. Blut und Lymphe müssen ungehindert fließen können, um Nahrung und Sauerstoff in die Zellen zu befördern und Stoffwechselprodukte abzuführen.

Durch Wassermangel entsteht Stress für den Körper, dadurch schüttet er vermehrt das Hormon „Prolaktin" aus. Dieses kann Auslöser für Brustkrebs sein.

Trinke vorwiegend Wasser. Gute stille Wasser wie „Volvic" bekommst du überall zu kaufen. Selbstgepreßte Säfte geben deinem Körper sofort Energie. Trinke sie jedoch nicht ständig. Fruchtsäfte enthalten viel Fruchtzucker, dadurch kommt es zur Überproduktion von Insulin. Das könnte dir deine Bauchspeicheldrüse übelnehmen.

Aus diesem Grunde esse ich auch mehr Grünblättriges als Obst.

Auf den Tischen der Gaststätten in den südlichen Ländern stehen zusätzlich Wasserkaraffen. Kaffee, Tee, Cola und Alkohol entziehen deinem Körper Wasser, deshalb sollst du Wasser nachtrinken.

Sorge dafür, dass deine Wassertanks ständig aufgefüllt sind, vor allem mit wasserreichem Obst und Gemüse in roher Form. Trinke täglich reines Wasser!

Ich brauche keine Wasserflaschen aus dem Supermarkt nach Hause schleppen.

An meinem Wasserhahn ist ein Gerät angeschlossen, welches das Leitungswasser grob und feinstofflich reinigt, sowie energetisch auflädt.

Reines Wasser ist lebensnotwendig für deine Gesundheit, denn du bestehst zu mehr als 70% aus Wasser. Das Trinkwasser aus der Leitung durchläuft im Wasserwerk viele technische und chemische Prozesse. Während das Wasser gegebenenfalls chemisch rein ist, ist es physikalisch nach wie vor schadstoffbelastet.

Diese ungünstigen physikalischen Frequenzen (Informationen)wirken auf deinen physischen Organismus. Das heißt z.B., wenn schwermetallverseuchtes Wasser chemisch aufbereitet ist, übermittelt es dennoch die Schadstoffinformation an den menschlichen Organismus. Reines, strukturiertes Wasser reguliert im interzellulären Raum (75% des Zellinhaltes ist Wasser) und im Bindegewebe den Wasser, Schadstoff, Elektrolyt und Wärmehaushalt.

Ebenfalls eine zentrale Rolle spielt Wasser beim Säure- Basen- Gleichgewicht.

Reines Wasser weist die besten Wasser- Kristallstrukturen auf.

Der bekannte japanische Wissenschaftler Masaru Emoto hat nachgewiesen, dass Wasser Schrift und Sprache versteht sowie Klänge erkennt. Wasser nimmt deine Empfindungen und Gedanken auf. Wasser ist eine Kraft, die Leben hervorbringt - es ist Lebensenergie. Mit unserer Sprache und unseren Gedanken senden wir Schwingungen aus, die das Wasser empfängt und daraufhin entsprechende Kristalle formt. Ich habe deshalb auf meine Wasserflaschen die Worte „Liebe und Dankbarkeit" geschrieben. Probiere es aus! Du kannst auch andere positive Worte verwenden wie: Frieden, Freude oder Gott.

Bevor du ein Glas Wasser trinkst, nimm es in die Hand und sage ihm: „Ich liebe dich" oder „Ich danke dir". Visualisiere dabei, dass alle Wasser dieser Erde miteinander verbunden sind. Deine Liebe und dein Dank werden vom Wasser im Glas auf das Wasser der Erde übertragen.

Der Anschluß eines Trinkwasserfilters, welches das Wasser reinigt und energetisch auflädt, brachte mir die Qualität von reinem Quellwasser ins Haus. Auch meine Hunde sind ganz wild auf dieses Wasser.

Denn du weißt, 70% deines Körpers besteht aus Wasser, dein Gehirn sogar zu mehr als 80%. Achte deshalb auf die Qualität deines Trinkwassers und zeige ihm täglich deinen Dank.

5. Womit du rechnen musst, wenn du deine Ernährung verbesserst

W enn du deine Ernährungsweise verbesserst, klatscht dein Körper in die Hände und beginnt deinen inneren Müll nach außen zu befördern. Das diese Entrümpelung von Toxinen, Schlacken und Schwermetallen manchmal auch heftige Reaktionen hervorrufen kann, sollte dir auch klar sein. Je nach der Stärke deiner Verschlackung zeigen sich leichte bis starke Symptome und Veränderungen. Nimm diese Veränderungen in Liebe und Dankbarkeit an! Du wirst nach der körperlichen

Reinigung vollauf entschädigt, denn du bist ein neuer glücklicher Mensch voller Lebensenergie und Lebensfreude.

Was ist bessere Ernährung?

Die Qualität eines Nahrungsmittels ist um so besser, je näher sie seinem rohen, unerhitzten Zustand kommt. Denn in diesem Zustand sind alle Enzyme intakt, die Aminosäuren befinden sich in bestem Zustand. Mineralien, Spurenelemente, Vitamine, Kohlenhydrate, v.a. Lebenskraft sind vorhanden. Diese Lebenskraft ist imstande, Gewebe zu bilden, dessen Struktur ebenfalls lebensfähig ist. Die Qualität deines Ernährungsprogramms bessert sich dramatisch, wenn du schädliche und giftige Substanzen meidest, wie Kaffee, Tee, Zucker, Tabak, Salz, Pfeffer usw. Eine große Bedeutung kommt v.a. den giftigen Stoffen zu, die du sicherlich auch seit Jahren in deinem Mund mit dir herumträgst – das Amalgam. Das hochgiftige Quecksilber im Amalgam ist in der Lage, die Blut- Hirn- Schranke zu durchbrechen und damit den Weg freizumachen für Toxine, die sich in den Zellen des Nervensystems festsetzen können. Lass also schnellstens deine Amalgam-Plomben vorschriftsmäßig entfernen. Danach entgifte deinen Körper nach der Methode von Dr. Klinghardt (Algen und Bärlauch zur Gewebeausleitung, Koriander zur Zellausleitung). Willst du mehr über Amalgam und die Entgiftungsmethoden wissen, empfehle ich dir das Buch von Dr. Mutter (siehe Anhang Literaturverzeichnis).

Wenn deine Ernährungsweise besser wird, scheidet dein Körper angesammelte Toxine und verbrauchtes Gewebe aus. Welche bemerkenswerten Dinge ereignen sich dabei in deinem Körper und deinem Geist? Die erstaunliche Intelligenz jeder Körperzelle und die Weisheit deines Körpers in seinen Funktionen werden sofort offenbar. Wenn die Qualität der zugeführten Nahrung höher ist als die der Gewebe, aus denen dein Körper besteht, beginnt dein Körper Platz zu machen für das bessere Material und verwendet dieses zum Aufbau von neuem, gesünderem Gewebe. Dies ist ein natürliches Gesetz. Dein Körper versucht immer, Gesundheit herzustellen, sofern wir ihn nicht zu sehr dabei stören. Im letzteren Fall werden wir nicht gesund und es entwickeln sich Krankheiten. Die heilende Natur vieler Zustände wie Erkältungen, Fieber, Schnittwunden und Verletzungen liefert endlos viele Beispiele dafür, wie dein Körper nach Gesundheit strebt – immer, sofern du diesen Prozess nicht aufhältst. Einer Ernährungsumstellung folgen immer "Entzugserscheinungen". Wenn man ein schädliches Nahrungsmittel, wie Kaffee, Tee oder Schokolade plötzlich absetzt, sind Kopfschmerzen normal und man wird deprimiert. Die Schmerzen entstehen, weil dein Körper die Toxine ausscheidet, wie Koffein und Theobromin und sie aus den Geweben entfernt und durch das Blut zu den Ausscheidungsorganen befördert werden. Wenn dann das Blut das Gehirn durchströmt, nimmt sie unser Bewusstsein als Kopfschmerzen wahr. Die Niedergeschlagenheit ist auf die langsamere Herztätigkeit zurückzuführen, auf die Ruhephase, die der stärkeren Herztätigkeit folgt, die dem Körper durch bestimmte Gifte aufgezwungen wird, die man Stimulanzien nennt. Der raschere Herzschlag oder Puls führt zu einem Gefühl der Hochstimmung, und die langsamere Tätigkeit bewirkt einen depressiven Zustand. Gewöhnlich verschwinden die

Symptome innerhalb von drei Tagen und du fühlst dich aufgrund der nachfolgenden Erholung wieder stärker.

Dasselbe geschieht in einem geringeren Ausmaß, wenn du Nahrungsmittel minderer Qualität durch bessere ersetzt. Mindere Nahrungsmittel werden öfter zubereitet: Gewürze, Salz und andere Beigaben werden hinzugefügt, so dass diese Nahrungsmittel anregender wirken als weniger zubereitete und natürliche Lebensmittel. Tierische Nahrungsmittel wie Fleisch, Geflügel und Fisch sind stimulierender als Käse, Nüsse und Gemüseeiweiß.

Infolgedessen führt der Entzug der Stimulierung, die dem Verzicht auf tierische Nahrungsmittel folgt, zu langsamerem Herzschlag, den du als Entspannung oder Energieverlust wahrnimmst. Diese anfängliche Depression dauert etwa zehn Tage oder etwas länger, anschließend nimmt die Kraft zu und du fühlst dich weniger gestresst und genießt Wohlbefinden. Ich hoffe, du gehörst nicht zu den Menschen, die mit einer besseren Ernährung beginnen, eine Woche dranbleiben und dann aufgeben mit den Worten: „Oh, ich fühle mich besser mit der alten Ernährung, die neue macht mich schwach." Du wirst nicht scheitern, wenn du deinem Körper die Möglichkeit gibst, sich anzupassen an die erste Phase, die „Erholungsphase". Während dieser Phase (Dauer etwa zehn Tage, bei manchen mehrere Wochen) beginnt die Lebensenergie, die sich in den äußeren körperlichen Bereichen befindet, z.B. in den Muskeln und in der Haut, in die lebenswichtigen inneren Organe zu fließen und den Wiederaufbau einzuleiten. Diese erhebliche Kräfteverschiebung in die inneren Körperregionen erzeugt ein Gefühl geringerer Energie in den Muskeln, das man als Schwäche empfindet. In Wirklichkeit hat die Kraft zugenommen, aber der größte Teil davon wird verwendet, um die wichtigeren Organe aufzubauen und ein kleinerer Teil steht für die Muskeltätigkeit zur Verfügung. An dieser Stelle ist es wichtig, mehr zu ruhen und zu schlafen. Flüchte dich in dieser kritischen Phase nicht in irgendwelche Stimulanzien, sonst machst du die wiederherstellenden Bemühungen des Körpers zunichte. Glaube an dich und nach einer Weile nimmt die Kraft zu und übersteigt die Kraft bei weitem, die man vor dem Beginn der neuen Ernährungsweise hatte. Wenn du die bessere Ernährung beibehältst, und die Qualität der Nahrung allmählich steigerst, zeigen sich interessante Symptome. Dein Körper leitet einen Prozess ein, den man „Aufräumen" nennen könnte. Die zelluläre Intelligenz überlegt sich etwa folgendes: „Oh, schau dir all dieses gute Material an, das jetzt hereinkommt. Wie wunderbar – nun haben wir die Möglichkeit, diesen alten Abfall loszuwerden und ein schönes, neues Haus zu bauen. Entfernen wir doch diesen Gallenüberschuss aus der Leber und befördern wir ihn in den Darm zur Ausscheidung. Entfernen wir den Schlamm aus den Arterien, Venen und Kapillaren. Diese übelriechenden, gaserzeugenden, das Gehirn benebelnden Kotmassen liegen schon zu lange hier herum – hinaus damit! Diese arthritischen Ablagerungen in den Gelenken müssen entfernt werden. Und schaffen wir diese schädlichen Aspirintabletten, Schlaftabletten und Medikamente aus dem Weg, zusammen mit den Fettpolstern, die uns so lange das Leben schwer gemacht haben. Fangen wir an und machen wir weiter, bis wir ein schönes Haus haben, und von da an soll es ein schönes, ideales Modellhaus bleiben."

Die drei Stoffwechselphasen

1. Phase: Drastischer Gewichtsverlust (Katabolismus)
Dein Körper beginnt nun überall mit dem Reinemachen, mit der Ausscheidung. Er beseitigt den Abfall, der in allen Geweben, vor allem im Bindegewebe, gelagert wird. Bei der Beseitigung der groben, körperlichen Störungen werden Abfälle rascher ausgeschieden als neues Gewebe aus der neuen Nahrung aufgebaut wird. Jetzt erfolgt ein Gewichtsverlust, der eine Weile andauert, bis zur 2. Phase.

2. Phase: Stabilisierung

Dein Gewicht bleibt jetzt meist stabil. Nachdem die störenden Substanzen aus dem Gewebe beseitigt wurden, entspricht die Menge des täglich ausgeschiedenen Abfalls der Gewebemasse aus der neuen, lebendigeren Nahrung.

3. Phase: Aufbauphase (Anabolismus)

Dein Gewicht beginnt zu steigen, obwohl du weniger Kalorien zu dir nimmst als früher. Die Gewebe, die sich neu gebildet haben, seitdem sich deine Nahrungsqualität erhöht hat, sind dauerhafter und werden nicht so leicht abgebaut. Neues Gewebe bildet sich jetzt rascher. Ursache sind die bessere Assimilation und die größere Wirksamkeit der Enzyme durch die Gesundung des Verdauungssystems. Wenn sich der Wirkungsgrad deines Körpers nach und nach verbessert und bei körperlicher Bewegung weniger Gewebe abgebaut wird, brauchst du allmählich immer weniger Nahrung, aber deine Energie nimmt zu.

Je höher der Anteil der Rohkost, desto geringer ist das Ausmaß der Gewebedegeneration. Ein kranker Mensch sollte allmählich nach einem sorgfältig ausgearbeiteten Plan in dieses Stadium eintreten, in dem man ausschließlich von unerhitzter, roher Nahrung leben kann.

Aber kehren wir zurück zu den Symptomen, die bei einem besseren Ernährungsprogramm auftreten. Gifte und schädliche Medikamente werden oft durch Hautausschläge beseitigt. Während der Entgiftung hatte ich so sehr mit Akne zu kämpfen, dass ich mich in meine Pubertät zurückversetzt fühlte. Heute benötige ich keine Kosmetika mehr. Hab' keine Angst! Mit einer Allergie hat das nichts zu tun. Dein Körper ist am „Aufräumen". Deine Haut wird lebendiger und attraktiver. Sie scheidet mehr Gifte aus, sie tut es schneller, weil du jetzt mehr Energie hast. Deine Haut ist ein großes Ausscheidungsorgan, behindere deine Hautporen nicht, indem du sie mit Salben und Cremes zuschmierst, sondern freue dich. Denn diese Toxine, die die Haut jetzt ausscheidet, bewahren dich vor ernsthaften Erkrankungen wie Hepatitis, Nierenbeschwerden, Blutkrankheiten, Herzerkrankungen, Arthritis, Nervendegeneration oder sogar Krebs, je nach der Schwäche deiner Gewebe und deines Immunsystems. Mach dir bewusst, dass diese Symptome nützlich sind, auch wenn sie im Moment unangenehm sein mögen. Diese Symptome sind ein Beweis für deinen Heilprozess.

Die Reinigung deines Körpers kann ein langwieriger Prozess sein

Es ist abhängig von deiner Lebensweise in der Vergangenheit. Hast du deinen Körper auch früher nicht durch schlechte Nahrungsmittel und übermäßiges Essen missbraucht, wirst du nur unter Reaktionen leiden, die von „kaum spürbar" bis zu „unangenehm, akut" reichen. Wer sich schwer vergiftet und verschlackt hat, wird ernstere Symptome durchleben, wenn die Leber, Nieren oder andere Ausscheidungsorgane geschädigt sind. Am Anfang kann es zu Kopfschmerzen kommen. Erkältungen, Hautausschläge, eine kurzzeitige Darmschlaffheit, gelegentlicher Durchfall, Müdigkeit oder Schwächegefühle, mangelnde Lust zu körperlicher Bewegung, Nervosität, Gereiztheit, Depressionen und häufiges Wasserlassen können ebenfalls vorkommen. Die große Mehrheit der Menschen findet ihre Reaktionen erträglich, zumal viele Zeichen der Besserung aufgetreten sind und täglich deutlicher werden. Das hat auch mich immer wieder inspiriert durchzuhalten.

Die Symptome sind unterschiedlich je nach den Substanzen, die ausgeschieden werden, dem Zustand der beteiligten Organe und der verfügbaren Energie. Je mehr du dich entspannst und ausruhst, desto milder sind sie.

FREUE DICH! DEIN KÖRPER WIRD TÄGLICH GESÜNDER UND JÜNGER!

Du wirfst Abfälle hinaus, die später zu Schmerzen und Krankheiten geführt hätten.

Am Ende erwartet dich vollkommene Gesundheit.

Diese Ausführungen zeigen, dass dein Körper vollkommene Selbstheilungskräfte besitzt, die ständig nach bester Gesundheit streben. Durch falsche Lebens- und Ernährungsgewohnheiten gelangen Toxine in deinen Körper, die dich krank machen. Dein Körper kann diese Gifte entfernen und deine Gesundwerdung auslösen, wenn deine Ernährung von höchster Qualität und gesund ist. Die Ausscheidung kann von verschiedenen, unangenehmen Symptomen begleitet sein, aber deine bessere Lebens- und Ernährungsweise ist nicht die Ursache dieser Symptome. Sobald du einen guten Gesundheitszustand erreicht hast, klingen die Symptome ab und verschwinden. Unterdrücke niemals diese Symptome! Statt dessen sind Ausscheidungssymptome Anzeichen dafür, dass dein vitaler Körper daran arbeitet, seine natürliche Gesundheit wieder herzustellen. Dein Geist öffnet sich und erweitert sich zu immer ausgedehnteren Horizonten und deine Seele wird vor Freude jauchzen. Du fängst an, die Welt und das Universum zu lieben und alles was darin ist. Dies ist der natürliche Zustand des Geistes - glückselig, fröhlich und im Frieden mit dem Universum - und man kann ihn nur erreichen, wenn man sich im Einklang mit den Gesetzen der Natur befindet.

Nutze deine zusätzliche körperliche und geistige Energie für deine „Selbstverwirklichung"!

Lebe deine EINZIGARTIGKEIT!

6. Bist du machmal auch sauer?

Ich bin sauer!" ist oft der Ausruf missgestimmter Zeitgenossen. Damit macht der Mensch zum ersten Mal auf seine Säuren im Bindegewebe aufmerksam. Nicht die sauer schmeckenden Lebensmittel liefern diese Säuren, sondern Fleisch und alle anderen tierischen Eiweiße sind Säurelieferanten, denn es wird Harnsäure freigesetzt, wenn sie im Darm verstoffwechselt werden. Sehr viel körperliche Bewegung, vor allem unter Stress, erzeugt über den Muskelstoffwechsel Milchsäure. Stress erzeugt vermehrt Salzsäure, und Süßes erzeugt Essigsäure. Du weißt ja bereits, dass Zucker in jeglicher Form ein Vitamin- und Mineralienräuber ist. Alle Säuren, die der Körper nicht sofort ausscheiden kann, werden im Bindegewebe zwischengespeichert. Diese Bindegewebe- Depots sind eine wunderbare Einrichtung der Natur. Dein Problem ist nur, dass du bei falscher Ernährungsweise ständig Säuren einspeicherst, ohne sie zu entsorgen. Durch eine Fastenperiode kannst du überschüssige Säure- Depots abbauen und auf natürliche Weise ausscheiden. Bei den heutigen verlockenden Angeboten, die konsumiert werden, fehlt dem Körper die Zeit der inneren Reinigung. Wenn überschüssige Säuren und andere Stoffwechselprodukte nicht von Zeit zu Zeit abgebaut werden, lagern sie sich immer mehr im Bindegewebe ein. Du erkennst sie an den „Problemzonen" oder an der Orangenhaut (Zellulitis). Unsichtbare Zeichen sind Müdigkeit, Gereiztheit, psychisches Sauerwerden und auch Funktionsstörungen innerer Organe. Ist dein Mülleimer in der Küche voll, dann leerst du dieses Zwischendepot schnellstens aus. Wann leerst du deinen körperlichen Mülleimer?

Das größte Ausscheidungsorgan mit 350 Quadratmetern Oberfläche ist der Darm. Leider ist er bei den meisten Menschen durch ihre ungesunde Lebensweise völlig überlastet und chronisch entzündet. Hinzu kommt oft noch eine kranke Darmflora und die Besiedelung mit Pilzen. So kann der Darm selbst zur Quelle von Rückvergiftungen werden, die sich in Form von Blähungen, Gasbauch oder stinkenden Stühlen äußert.

Du destillierst so ständig Fuselalkohole in deinem kranken Darm, der auch noch die Leber belastet. „Was die Leber nicht schafft, schafft die Niere", denkst du. Zwei Millionen Nierenkörperchen filtern täglich etwa 1800 Liter Blut. Doch auch deiner Niere geht es nicht besser. Fehlt es an ausreichender Flüssigkeit, können die harnpflichtigen Substanzen nicht aufgelöst werden und im günstigsten Falle bilden sich Nieren- oder Blasensteine. Wieder frohlockst du: „Dann kommen eben die Lungen an die Reihe." 70 Quadratmeter Oberfläche dienen der Aufnahme von Sauerstoff und zur Ausscheidung von Kohlendioxid und Säuren, vorausgesetzt, du hast eine tiefe Atmung, gleichmäßige körperliche Bewegung an frischer Luft. Nun bleibt nur noch die Haut als letztes Ausscheidungsorgan. Doch auch das Ausscheiden über die Haut wird oft durch Deodorants, Cremes und Salben verhindert. Es bleibt also nur die Speicherung der Säuren im Bindegewebe übrig. Immerhin hast du ja genug davon, denn 70% deines Körpers sind Bindegewebe. Mit basenüberschüssiger Kost, vor allem Obst und Gemüse, und mit Azidose- Massagen lassen sich Säuren aus dem Bindegewebe herauslösen.

7.   Die Krankheit sitzt im Darm

Alles, was du dir oben in den Mund stopfst, landet nach einigen Stunden im Darm.

Da wir Pflanzen- und Früchteesser sind, hat der Mensch einen langen Darm.

Fleischfresser besitzen einen kurzen Darm, so können Fäulniserreger keine Gesundheitsschäden verursachen. Eine gesunde Darmflora besteht aus 400 verschiedenen Bakterienstämmen. Sie bilden das Immunsystem der Darmschleimhautoberfläche und gehen mit uns eine Symbiose (gemeinsames Leben in gegenseitigem Nutzen und beiderseitiger Abhängigkeit) ein. Die Besiedlung des Darms mit Bakterien beginnt während der Geburt und vor allem beim Stillen.

Wir besitzen 10 mal mehr Darmbakterien als Körperzellen. Durch Fehlernährung, Antibiotika, Konservierungsstoffe und andere Lebensmittelzusätze verändert sich die Darmflora, denn die krankmachenden Bakterien können sich im gestörten Darmmilieu übermäßig vermehren. Sie verwerten unverdaute Nahrung durch Gärung und produzieren saure Giftstoffe. Diese Giftstoffe gelangen über die Darmschleimhaut ins Blut. Besteht diese Dysbiose (kranke Darmflora) über Wochen und Monate, verändern sich die Darmschleimhaut und Darmwände. Das Endergebnis ist eine erhöhte Durchlässigkeit der Darmwand, die Ursache chronischer Übersäuerung, also einer Vergiftung des gesamten Stoffwechsels.

Natürlich wird dadurch auch dein Immunsystem zunehmend geschwächt, denn etwa 80% deines Immunsystems ist mit der Aktivität des Darms verbunden. Einige der Darmzellen sind lymphatische Immunzellen, die bei einer kranken Darmflora zerstört werden. Da sie nun funktionsuntüchtig sind, kommt es zur Immunschwäche. Parasiten und Pilze klatschen in die Hände, da sie sich ausreichend vermehren können, vor allem, wenn du sie noch mit Süßigkeiten (den sogenannten

Heißhunger) versorgst. Um eine intakte Darmflora wieder aufzubauen, benötigst du etwa 1-2 Jahre. In dieser Zeit muss die Darmschleimhaut mit gesunden Bakterien versorgt werden.

Deine tote Kochkost ist hierbei sicherlich kein belebendes Mittel der Gesundung des Darms. Ernähre dich wirklich vollwertig mit roher, naturbelassener Kost und dein Darm wird ebenfalls gesund sein. Entschlacke und entlaste deinen Darm ab und zu durch Fasten.

Eine gesunde Darmschleimhaut nimmt keine Allergene auf, da sie durch das in der Schleimhaut befindliche Immunsystem sofort zerstört werden. Bei einer gestörten Darmflora können Allergene ungehindert die Darmwand durchdringen, da das sonst engmaschige Netz sich erweitert. Sie lösen damit eine generalisierte Allergie oder eine Nahrungsmittelallergie aus. Um zu verhindern, dass Allergene auf diese Weise in den Körper gelangen, muß sich die Schleimhaut schließen. Alle meine Patienten mit Allergien müssen sich zuerst einer Darmsanierung unterziehen, ihre Ernährung betreff Zucker, Fleisch und Getreideprodukten ändern. Erst dann kann man erfolgreich die Allergie behandeln.

Eine Mutter mit ihrer 7-jährigen Tochter kam zu mir. Die Kleine bekam seit dem 10. Lebensmonat Antibiotika, wenn sie etwas kränkelte. Sie war blass und hatte oft Bauchkrämpfe. Der Mastdarm riss an bestimmten Stellen ein und blutete.

Die Mutter stellte langsam die Ernährung um auf reichlich Rohkost. Der Darm wurde zusätzlich mit gesunden Darmbakterien versorgt, um das Darmmilieu wieder in den gesunden Bereich zu verschieben. Natürlich durfte sie keinen Zucker zu sich nehmen, denn Zucker ist für Gärungsbakterien der Hauptenergieträger. Es war wunderbar zu sehen, wie es der Kleinen von Woche zu Woche besser ging.

Heute hat sie keine Bauchschmerzen mehr, der Stuhl sieht gesund aus und vor allem ihre Gesichtsfarbe.

Beachte auch, dass große Mengen saurer Gifte aufgrund der Fehlernährung und der Entgleisung des Darmmilieus nicht sofort ausgeschieden werden können und sich im Körper ablagern. Muskulatur,

Fettzellen und vor allem das Bindegewebe sind bekannte Giftdepots. Sind diese Depots zum Überlaufen voll, reagiert der Körper hierauf mit einer Entzündung. Nur über diesen Entzündungsprozess ist er fähig, einen Teil der Gifte wieder abzubauen.

Folgende Erkrankungen entstehen infolge einer kranken Darmflora: Migräne, Allergien, Neurodermitis, Asthma, chronische Schmerzleiden, Rheuma, Angstzustände, Darmerkrankungen, Immunsystemerkrankungen, Herz- und Blutgefäßerkrankungen, chronische Müdigkeit und Konzentrationsmangel.

Versorge also deinen Körper mit der Nahrung, die der Schöpfer für dich hat wachsen lassen und die deinen Stoffwechsel nicht belasten, sondern ihn mit Sonnenenergie auflädt.

8. Hilfe, ich bin zu dick!

Ursachen für Übergewicht: Toxämie, Mangel an Stoffwechselenzymen, Störung des Hormonhaushaltes

Enzyme
- sind organische Verbindungen, die den Stoffwechsel regulieren
- vernichten entartete, gestörte Zellen
- bauen junge, gesunde Zellen auf

So werden Fettzellen oft zu gestörten Zellen, wenn sie mit Giften überladen werden, denn der Körper lagert toxische Stoffe meist im Fettgewebe ab. In einem gesunden Körper werden abnorm vergrößerte Fettzellen durch Enzyme zerstört. Fehlen diese jedoch, funktioniert das nicht richtig. Unsere Drüsen wie Pankreas, Nebennieren, Thymus, Mundspeicheldrüsen produzieren Enzyme für den Stoffwechsel. Wenn du eine enzymlose Kost zu dir nimmst, werden diese Drüsen überstrapaziert, denn der Körper fordert eine große Menge wichtiger Stoffwechselverbindungen ab.

Was ist enzymlose Kost?
Gekochte, gegarte und gebratene Kost, denn ab 46°C werden Enzyme zerstört – die Nahrung ist tot. Die Kapazität zur Bildung von körpereigenen Enzymen geht zurück, je mehr tote Kost du isst und der Fettstoffwechsel gerät außer Kontrolle. Wann die Verfettung beginnt, ist von der genetischen Disposition abhängig, der Toxämie, der körperlichen Beanspruchung und der Menge enzymloser Kost. Salz und Gewürze regen den Appetit an und beschleunigen das Essen großer Mengen. Im Getreide, besonders in Brot, und in Hülsenfrüchten sind Enzymblocker. Diese verhindern, dass Enzyme aktiv werden.

Hormone steuern den Stoffwechsel:
- ein Mangel an Sonnenlicht stört z.B. den Kalziumstoffwechsel
- wenn du Fleisch, Eier, Milch und Käse von hormonbehandelten Tieren isst, dann isst du Hormonrückstände mit
- Medikamente beeinflussen den Hormonhaushalt. Jede tierische Nahrung enthält Hormone, z.b. Kuhmilch bewirkt das Größenwachstum der Kälber,

Kinder wachsen schneller und werden größer. Das Kindesalter prägt spätere Verfettung!

Störung des Wasser- und Salzhaushaltes:
- Salz bindet Wasser, denn es muss ständig in Lösung gehalten werden
- Ödeme bilden sich, es findet kein Stoffaustausch zwischen Blut und Gewebe statt

Nur enzymreiche Rohkost, angemessene Bewegung und das Trinken von reinem Wasser verbrennt Fett.

9.   Warum bin ich ein dünner Rohköstler

Rohkost führt zum Reinigungsprozess und Fettabbau. Jeder gereinigte Körper findet bei 100% Rohkost und natürlicher Lebensweise sein optimales Gewicht. Aufgebautes Muskelgewebe ist schwerstes Gewebe. Willst du also zunehmen, solltest du trainieren (Kraftsport). Bewegst du dich nicht, erhält dein Körper das Signal, Muskeln werden nicht gebraucht, also werden sie abgebaut.

Sonne und frische Luft sind für Muskelaufbau nötig. Nimmst du trotzdem nicht zu, ist deine Entgiftung noch nicht abgeschlossen:
- Schwermetallvergiftung
- Tote Zähne
- Umweltgifte
- Stress, Lärm, Ärger, Überlastung, frustrierte Arbeit, sitzende Tätigkeit, Fernsehen ...
- Verdreckter Darm
- Überlastung der Verdauungsorgane (zu viel und zu oft Rohkost)
- Verzehr unreifer oder halbreifer Früchte stört den Stoffwechsel
- Parasitenbefall durch rohes Fleisch und rohen Fisch
- Gifte wie Tee, Kaffee und Medikamente

Iss mehr grünes Blattgemüse, v.a. Wildpflanzen und reichlich fetthaltige Früchte wie Avocado, Safu, Oliven und Durian. Diese Früchte enthalten leicht assimilierbare (sich angleichende) Fette in vorverdaubarer Form als Fettsäuren und deshalb sind sie leicht verdaulich.

10. Fasten – Der Weg zur Gesundheit

Essen und Nichtessen sind wie Wachen und Schlafen, wie Spannung und Entspannung. Essen am Tage und Fasten bei Nacht sind selbstverständlich. In der Fastenzeit nachts schläft der Mensch. Ruhe und Wärme helfen ihm, allein durch sich selbst, von seinen Depots zu leben.

Auch Kranke brauchen Ruhe und Geborgenheit. Ein krankes Kind lehnt Nahrung ab, verlangt nach frischen Säften. Ein krankes Tier verkriecht sich und frisst tagelang nichts. Kranke Lebewesen verhalten sich instinktiv richtig: Sie fasten! Indem der Mensch fastet, spart er die Verdauungsarbeit, die ca. 30% des gesamten Energieaufwandes beansprucht. Diese frei werdende Energie nutzt der Mensch für die Heilarbeit. Kraft, Schnelligkeit und Ausdauer sind nicht vom Essen abhängig. „Ein voller Bauch studiert nicht gern." Der Mensch verfügt über Reserven in Form von Nahrungsdepots. Diese sind schneller abrufbar als die Kraft, die aus energieraubender Verdauungsarbeit gewonnen wird. Es ist möglich, tage- und wochenlang ohne Nahrung zu leben und dabei erstaunliche Leistungen zu erbringen.

Bedeutung des Fastens für dich:
- Heilverfahren
- Pfunde purzeln
- Schöne Haut, straffes Bindegewebe
- Körper entschlackt, entgiftet, wird schmerzfrei
- Langsameres Altern
- Freier Geist

Das Umschalten von Essen auf Fasten geschieht von selbst. Diese Fähigkeit ist im Menschen vorprogrammiert. Die gründliche Darmentleerung gibt das Signal zum Umschalten und die Einleitung des Fastens.

Du wirst spätestens am 3. Tag keinen Hunger mehr fühlen, weil deine innere Energiequelle dich voll versorgt. Solange deine Nahrungsdepots reichen, kannst du fasten (mindestens eine Woche). Fasten ist nicht gleich Hungern, wer hungert, fastet nicht!

Voraussetzungen:
- Aufgeschlossenheit für Neues
- Bereitschaft, es auszuprobieren
- Entschluss, es durchzuhalten

Nichts essen! Nur Trinken!
Gemüsebrühe, frische Obst- und Gemüsesäfte, am besten ist sauberes, stilles Wasser (kein Mineralwasser). Keine Entwässerungstabletten, Appetitzügler und Abführmittel! Kein Stress! Tue, was der Körper will, bei Erschöpfung ruhen, bei Bewegungsdrang wandern oder Sport treiben.

- entleere deinen Darm regelmäßig
- spüle deine Nieren durch (2 bis 3 Liter Wasser pro Tag)
- mach Leberwickel (feuchtwarmer Umschlag auf die Leber)
- betreibe Körperpflege, da schlechte Gerüche über deine Haut und deinen Mund austreten

Bedenke! Nach jedem Fasten hast du die beste Voraussetzung, deine Ernährung umzustellen!

Fastenwoche auf einen Blick

	Aufnahme	Ausscheidung	Bewegung/Ruhe	Körperpflege
Entlastungstag	Früh: Obst Mittag: Rohkostsalat Abend: Obst, danach Heilerde in 1 Glas Wasser	reichlich Wasser trinken	Spaziergang, zur Ruhe kommen	Bad nehmen
1. Fastentag	Früh: Bittersalz nehmen oder Einlauf, auf den Tag verteilt 2-3l Wasser trinken	Auftakt zum Fasten: Gründliche Darmentleerung	Mittagsruhe, kleiner Spaziergang	Leberwickel Kein Vollbad!
2. Fastentag	viel Wasser trinken, ½ Teel. Honig	mehr trinken als sonst Urinfarbe: hell	dehnen, strecken, Spaziergang Mittagsruhe, zügiger Spaziergang am Nachmittag	Luftbad, Kaltreiz für das Gesicht Kein Vollbad!
3. Fastentag	viel Wasser trinken, ½ Teel. Honig, Bittersalz oder Einlauf	Darmentleerung	kleine Gymnastik Mittagsruhe	Wechseldusche, bürsten, ölen, Leberwickel
4. Fastentag	viel Wasser trinken, ½ Teel. Honig	spontane Darmentleerung (evtl. mit Sauerkrautsaft)	aktiv werden, Sport treiben	stabil genug für Vollbad oder Sauna
5. Fastentag	Wasser trinken, Bittersalz oder Einlauf	Darmentleerung	nach Bewegungsbedarf	Leberwickel, duschen, ölen
Fastenabbruch und 1. Aufbautag 2. Aufbautag	Früh: Wasser trinken Mittag: 1 reifer Apfel Abend: Suppe, 1 Glas Wasser mit Heilerde	Darmentleerung (evtl. Leinsamen), behutsam an Nahrungsaufnahme gewöhnen	Schongang, Mittagsruhe	Kreislauf in Gang bringen, Leberwickel

55

11. Der ganzheitliche Mensch

Erde/ Wurzelchakra (1. Chakra)
Lebendige Nahrung: grünes Blattgemüse (Chlorophyll) und Wild-pflanzen,
Fruchtgemüse (Tomate, Gurke), fetthaltige Früchte (Nüsse), süße Früchte

WASSER/ Sakralchakra
(2. Chakra)
Frisches, reines
Wasser

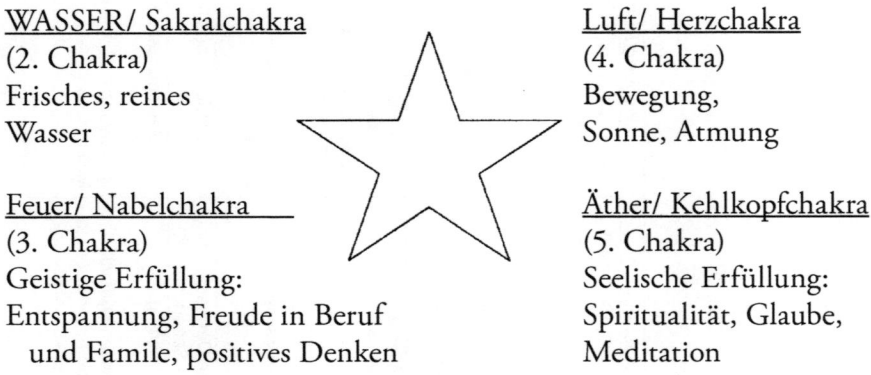

Luft/ Herzchakra
(4. Chakra)
Bewegung,
Sonne, Atmung

Feuer/ Nabelchakra
(3. Chakra)
Geistige Erfüllung:
Entspannung, Freude in Beruf
    und Famile, positives Denken

Äther/ Kehlkopfchakra
(5. Chakra)
Seelische Erfüllung:
Spiritualität, Glaube,
Meditation

All diese Ebenen in deiner Lebensweise sind im Gleichgewicht, wenn du sie mit deiner positiven geistigen Einstellung ausfüllst. Dann wirst du immer in deiner Mitte sein, also gesund und voller Lebensfreude.

Die Kraft der Sonne

Es war einmal ein kleiner Junge. Er lebte zusammen mit seinem klei-nen Bruder, einem ganz großen Bruder und natürlich Mama und Papa in einem kleinen Häuschen am Stadtrand. Paulchen, den alle sehr lieb hatten, war nicht wie andere Jungen in seinem Alter, trotzdem war er sehr glücklich. Paulchen unterhielt sich gern mit anderen und er spielte geschickt auf seinem kleinen Computer. Am liebsten schaute er sich

Trickfilme an und am allerliebsten telefonierte er. Wenn er die Welt entdecken wollte, setzte ihn Papa in den Rollstuhl und ab ging die Post.

Obwohl Paulchen sehr glücklich in seiner Familie war, wünschte er sich manchmal, so wie andere laufen und springen zu können. Eines Nachts wachte Paulchen plötzlich auf, denn ein weißes, strahlendes Licht hüllte sein Kinderbettchen ein. Eine wundervolle Engelsgestalt strich ihm liebevoll über den Kopf und flüsterte: „Paulchen, du wirst bald noch glücklicher sein, wenn du es schaffst, die Kraft der Sonne zu essen!"

Nun grübelte Paulchen, wie er das machen sollte. Er ließ sich von Papa in den Rollstuhl setzen und fuhr los, die Kraft der Sonne zu finden.

Er war noch nicht lange unterwegs, da kam er an einem Apfelbaum vorbei: „Apfelbaum, wo finde ich die Sonnenkraft?" Der Apfelbaum raschelte und seine roten, reifen Äpfel purzelten in Paulchens Schoß: „Nimm meine Äpfel, sie haben viel Sonne geschluckt, deshalb schmecken sie so wunderbar süß. Iss sie und du wirst gesund!" Paulchen bedankte sich und fuhr los. Plötzlich rauschte es neben ihm und als er hinsah, entdeckte er einen alten Kirschbaum, dessen knallrote Früchte weithin leuchteten und ihm zuriefen: „Paulchen, koste von uns, wir haben die Kraft der Sonne in uns aufgenommen!" Ehe er sich versah, fielen einige Kirschen herab.

Als er an einem kleinen Gemüsegarten vorüberkam und fragte, wo sich die Sonnenkraft versteckt hielt, meldeten sich Tomaten, Gurken, Möhren, Salatköpfe und Radieschen: „Wir haben genug Sonnenkraft getankt und können sie an dich abgeben, wenn du uns isst."

Paulchen fand noch viele Früchte, die sonnenkraftstark sind. Mama und Papa und seine beiden Brüder staunten nicht schlecht, als er reichlich beladen mit den köstlichsten Früchten zu Hause ankam. Paulchen aß jetzt jeden Tag von diesen köstlichen Früchten und schon bald bemerkte er, dass sich die Sonnenkraft in seinem Körper ausbreitete, ihn wärmte und ihm Kraft gab. Eines Morgens fühlte Paulchen eine wohlige, wärmende Kraft in seinen Beinen. Er stand auf und vollbrachte seine ersten Schritte auf seinen noch wackeligen Beinen. Heute braucht Paulchen keinen Rollstuhl mehr, denn er steht fest auf seinen eigenen Beinen. Die Sonnenkraft- Früchte isst er natürlich immer noch.

12. Brauchen Rohköstler Nahrungsergänzungen?

Vertraue deinem Körper, der aus den Früchten und Pflanzen alles erhält, was er braucht. Nahrungsergänzungen sind meist getrocknet und deshalb nicht mehr in ihrer lebendigen, frischen und ursprünglichen Form für dich verfügbar, mit Ausnahme der Heilerden.

Es ist durchaus in Ordnung, wenn du während der Ernährungsumstellung und der damit verbundenen Entgiftung ein hochwertiges Nahrungsergänzungsmittel nimmst. Vor allem bei der Schwermetallausleitung solltest du mit zusätzlichen pflanzlichen Mitteln Unterstützung geben. So z.B. mit hochwertigen Algen (Chlorella oder AFA- Algen), sowie Bärlauch und Koriander. Lass dich bei dieser Therapie von einem erfahrenen Heilpraktiker oder Zahnarzt beraten!

Ein Rohköstler wird nur dann vollkommen gesund werden und vital sein, wenn er auch das giftige Amalgam und Palladium aus seinem Mund und Körper entfernen läßt. Quecksilber hat die Fähigkeit, die schützende Blut- Hirn- Schranke und Blut- Plazenta- Schranke sowie die Zellmembran, die normalerweise das Eindringen von Toxinen verhindern sollen, zu durchbrechen. Nur eine gezielte Zahnsanierung, d.h. Amalgamentfernung und anschließende Quecksilberausleitung können dieses Gift aus dem Körper und Nervensystem entfernen.

Ein ganzheitlich arbeitender Zahnarzt kennt die Zusammenhänge zwischen den Organen und den Zähnen. So kann z.B. nach einer Wurzelbehandlung die Blinddarmreizung plötzlich verschwinden. Bereits 70% aller Erkrankungen an inneren Organen sind auf kranke Zähne zurückzuführen. Oft sind entzündete oder tote Zähne, eine bestimmte Zahnfüllung oder alte Metallrückstände schuld an den Beschwerden.

Amalgam muss fachgerecht unter Einhaltung bestimmter Vorsichtsmaßnahmen entfernt werden:
- Lass nur 2-3 Füllungen pro Sitzung entfernen, um die Belastung gering zu halten.

- Damit du und der Zahnarzt kein Quecksilber einatmen, sind Mundschutz und Schutzbrille beim Zahnarzt und vor allem eine verkehrtherum aufgesetzte Sauerstoffmaske bei dir notwendig.
- Immer sollte bei offenem Fenster gearbeitet werden.
- Ein Speichelzieher saugt das überschüssige Wasser ab.
- Natriumthiosulfat bindet Quecksilber. Daher sollte vor und nach der Amalgamentfernung dein Mund mit einer 10%-igen Lösung gespült werden. Auch ein Brei aus der Chlorella- Alge bindet Quecksilber. Das wäre eine Alternative.
- Nach dem Entfernen des Amalgam solltest du keine Inlays aus Metall legen lassen, auch keine Goldlegierungen. Sie halten das Quecksilber, welches noch im Körper abgelagert ist, im Dentin wie ein Magnet fest. Der Körper kann es später nicht ausleiten.

Sicherlich hast du schon von den „Freien Radikalen" gehört.

Jeder gesunde Mensch, auch Rohköstler, haben im Körper freie Radikale. Freie Radikale werden als natürliche Stoffwechselprodukte laufend in unserem Körper produziert und erfüllen lebenswichtige Aufgaben. Ein gesunder Mensch verfügt über ausreichende Abwehrmechanismen, um einem Übermaß an freien Radikalen entgegenzuwirken. Freie Radikale können lebenswichtige Proteine und die Struktur der Zell- DNA zerstören. Die Bildung von Krebszellen und ein beschleunigter Alterungsprozess gehen auf das Konto freier Radikale.

Die Anzahl freier Radikale steigt meist an durch solche Faktoren wie: unausgewogene Ernährung, Umweltbelastungen, übermäßiger Alkohol- und Zigarettenkonsum, körperlicher und seelischer Stress und körperlich starken Belastungen wie Leistungssport. Das antioxidative System kann dann die Menge nicht mehr bewältigen – der Mensch leidet dann an „oxidativem Stress".

Rohkost zeigt eine günstige Wirkung auf die Gesundung durch den Enzymgehalt und damit auf die antioxidative Potenz der Obst- und Gemüsefrüchte und Wildkräuter.

Jedoch die durch den oxidativen Stress verursachten Schäden auf Grund jahrelanger Fehlernährung können bei einigen Menschen so gravierend sein, dass Rohkost allein nicht mehr genügend Regenerationskraft besitzt. Hier ist es unbedingt notwendig, dass zur konsequenten Rohkost- Ernährung Antioxidantien in hoher Dosierung gegeben werden. Vor allem die Vitamine C und E, Beta- Carotin sowie Zink und Selen. Durch die Zufuhr von Antioxidantien wird dein Körper wieder in Harmonie, ins Gleichgewicht gebracht. Rohkost ist das beste Antioxidanz.

Sehr hochwertige Antioxidantien sind die weiße und grüne Heilerde. Die Entgiftungs- und Ausscheidungsprozesse werden durch sie enorm begünstigt.

Tonerden entstehen, wenn das Gestein an der Erdoberfläche verwittert und sich das Material als Bodensatz ablagert. Die durch Verwitterung entstandenen Tonerden werden anschließend von Bächen oder Flüssen weggespült und lagern sich in Süß- und Meerwasserbuchten ab. Tonerden enthalten Kieselerde, Mangan, Aluminiumoxid, Kalzium, Magnesium, Natrium und Kalium. Du weißt, wie wichtig Mineralstoffe für deinen Körper sind. Ich nehme täglich grüne Tonerde.

Sie sind eine natürliche Ergänzung. Tonerden werden unter offenem Himmel abgebaut, auf großen Flächen ausgebreitet und in der Sonne getrocknet. Tonerde hat die Fähigkeit, Toxine anzuziehen und aufzusaugen. Du scheidest sie dann über die Ausscheidungsorgane aus. Täglich ein Teelöffel in Wasser aufgelöst ist ausreichend. Wenn meine Hunde manchmal an Durchfall leiden, gebe ich Tonerde ins Futter und nach 1-2 Tagen ist der Durchfall vorbei.

Alle Mineralerden gehören in unsere Nahrungsmittelkette. Früher waren die Informationen dieser Gesteine im Wasser enthalten, als es über die ausgewaschenen Gesteine floß. Damals konnten die Menschen noch das reine Wasser aus den Bächen und Flüssen trinken. Auf diese

Weise nahmen sie auch die Heilerde- Informationen auf. Wir können sie zur Zeit nur als natürliche Nahrungsergänzung in Pulverform kaufen.

Wer kennt sie nicht, die farbenprächtigen, makellosen, frisch aussehenden Früchte im Supermarkt? Behandeltes Obst und Gemüse bietet einen besseren optischen Anreiz zum Kaufen als biologisches.

Die behandelten, kranken, mineralarmen Böden haben dazu geführt, dass auch das darauf angebaute Obst und Gemüse in den letzten 50 Jahren einen erheblichen Verlust an Mineralien und Spurenelementen aufweist. Der Wissenschaftler David Thomas aus Sussex verglich diese Stoffe in verschiedenen Gemüsearten und Obstsorten mit denen vor 40 Jahren. Er mußte feststellen, dass die Anteile an lebenswichtigen Mineralien bei einigen Arten um mehr als 50% zurückgingen.

Es wurden Produkte entwickelt und gezüchtet, die schön aussehen, gegen Krankheiten resistent sind und erstaunlich lange lagerungsfähig. Das Wertvollste fehlt jedoch- Mineralien und Spurenelemente. Sorge dafür, dass du möglichst viel Bio- Obst und Gemüse isst. Iß reichlich Wildpflanzen!

Auch beim Bio- Bauern und im Bio- Laden bestimmen die Nachfrage den Preis. Durch unser Eßverhalten tragen wir wesentlich dazu bei, den Bio- Anbau zu fördern.

Nahrungsergänzungen, ausgenommen Mineralerden, benötigst du nicht, wenn dein Körper in Balance ist.

Das erreichst du durch:
1. Eine gesunde Ernährung mit viel biologisch- hochwertigen Produkten.
2. Herabsetzen der Umweltbelastung: Handys, Funkwecker, Schnurlostelefone und Computer solltest du selten oder gar nicht benutzen.
3. Vermeidung von Stress.
4. Einen gesunden Biorhythmus, d.h. ausreichend Schlaf und Ent-

spannung: Musik, Meditation.

5. Hochwertige Informationen. Sieh nur Fernsehsendungen, die dich geistig fördern. Lies Bücher, an denen du geistig wachsen kannst und die zur Verbesserung deiner Lebensqualität beitragen.

6. Die Übernahme von Eigenverantwortung für deine Gesundheit.

13. Erfahrungsberichte einiger Rohköstler

Junger Mann, Anfang 30

Früher waren meine Mahlzeiten immer sehr reichlich . Da ich Kraftsport betreibe, nahm ich zusätzlich Eiweiße und Kohlenhydrate in Form von Nahrungsergänzungen.

Immer, wenn ich Milch trank, litt ich an Bauchschmerzen und Durchfall.

Der Anlass zur Ernährungsumstellung war meine Freundin. Sie leidet an Morbus Bechterew und ich suchte nach Hilfe für sie. Das Buch von H. Wandmaker „Rohkost statt Feuerkost" veranlasste mich, meine Ernährung umzustellen, um meiner Freundin ein Vorbild zu geben. Jetzt bin ich zwei Jahre Rohköstler. Mein Gewicht von anfangs 94,5 kg hat sich jetzt bei etwa 85kg eingepegelt. Seit vielen Jahren bin ich Blutspender. Vor der Ernährungsumstellung waren einige Blutwerte besorgniserregend. Bereits ein Vierteljahr nach der Umstellung hatte ich normale Blutwerte und einen Bilderbuch- Blutdruck.

Junge Frau, 29 Jahre

Man kannte mich immer nur mit blasser Hautfarbe. Ich litt häufig an Erkältungen, sowie Magen- und Bauchschmerzen nach dem Essen. Mein Gewicht kletterte auf 67kg. Nach dem Absetzen der Pille blieb meine Regel aus. Ich stellte meine Ernährung auf vegetarische Kost um. Jedoch durch das Weglassen des Fleisches nahm ich noch an Gewicht zu, weil ich das fehlende Fleisch durch die Zunahme von Getreideprodukten ausgleichen wollte. Drei Jahre später stellte ich mich auf 100% Rohkost um. Auch eine gründliche Darmreinigung mit Kräutern brachte mir gesundheitliche Verbesserungen.

Jetzt habe ich ein Wohlgefühl nach jeder Mahlzeit, Magen- und Bauchschmerzen sind verschwunden. Die Verdauung funktionierte bereits ab dem 3. Tag nach der Umstellung besser. Eine Entgiftung durch Akne und Erkältung verschwand nach zwei Monaten wieder. Meine Regelblutung kommt jetzt regelmäßig. Jetzt, nach fast zwei Jahren Rohkost, wiege ich ca. 48kg. Toxinausleitungen finden in bestimmten Abständen noch immer statt, erkennbar auf der Haut. Ich habe jetzt eine gesunde Gesichtsfarbe und einen gesunden Schlafrhythmus.

Familienvater, 47 Jahre

Vor einigen Jahren wurde meine Frau auf das Buch „Rohkost statt Feuerkost" aufmerksam. Sie hat es gelesen und ihre Ernährung daraufhin umgestellt. Ich war skeptisch, habe es aber auch gelesen und konnte mich den logischen Argumenten nicht verschließen. Ich stellte meine Ernährung um. In den ersten Monaten haben wir 5-8kg an Gewicht verloren. Wir hatten die Ernährungsumstellung begonnen, ohne gesundheitliche Probleme zu haben. Unser Familien- und Bekanntenkreis konnte unser Verhalten deshalb auch nicht verstehen, so sehr wir sie auch überzeugen wollten. Im ersten Halbjahr gab es Schwierigkeiten, die alten Süchte zu überwinden (bei mir war es die Tasse Kaffee und ein Stück Schokolade am Nachmittag). Auch andere Bücher haben geholfen, unseren Horizont zu erweitern. So z.B. „Die Sonnendiät" von David Wolfe und der „Große Gesundheitskonz" von Franz Konz.

Die Ernährungsumstellung bei unseren Kindern, damals 11, 14 und 16 Jahre war durch mich zu dogmatisch, so dass der Rohkostanteil sehr differenziert war. Auch durch den Schul- und Freundeskreis wurden sie negativ beeinflußt. In den ersten Jahren tranken wir regelmäßig Säfte, was uns gut getan hat. Später half mir vor allem die Kraft der Urkräuter. Sie gaben mir das Sättigungsgefühl, mit dem ich anfangs zu kämpfen hatte. Da der Nährstoffgehalt in den konventionell gekauften Gemüsen und Obst geringer ist als in biologischen, nahmen wir Algen als Nahrungsergänzung. Seit fast zwei Jahren bevorzugen wir nur biologische Ware von einer spanischen Finca und aus Selbstanbau. Aus Fehlern haben wir gelernt, nicht alles so verbissen zu sehen, sonst kapselt man sich von seiner Umwelt zu sehr ab.

Seit zwei Jahren haben wir eine Selbsthilfegruppe und halten regelmäßig Rohkosttreffen ab, an denen auch regelmäßig etwa 20 Personen teilnehmen.

<u>Frau, 38 Jahre</u>
Ich litt während meiner Kindheit häufig an Erkältungserkrankungen und Angina.

Mit 10 Jahren musste ich mich einer Mandeloperation unterziehen . Ab dem 14. Lebensjahr traten gehäuft epileptische Anfälle auf. Eine starke Regelblutung, Mundgeruch und kalte Hände und Füße waren meine ständigen lästigen Begleiter.

Ich hatte mindestens 10 amalgam-sanierte Zähne. Mit 19 Jahren unterzog ich mich einer Blinddarmoperation. 10 Jahre später kam es zur Unterleibsoperation. Dabei wurden beidseitig Nierenzysten festgestellt. Symptome wie Rückenschmerzen, fettige pergamentartige Haut mit Akne, Achselschweiß, Mundgeruch, kalte Hände und Füße, kaum Regelblutung wegen Pilleneinnahme und immer noch epileptische Anfälle prägten mein Leben. Mit 33 Jahren wurden meine vier oberen Schneidezähne überkront.

Im 34. Lebensjahr endlich stellte ich mich auf Rohkost um. Ausschlaggebend war ein Kurzurlaub bei einer Kollegin, die schon zwei Jahre Rohkost betrieb. Nach der Bekanntschaft mit dem „Großen Gesundheitskonz" und dem Buch „Willst du gesund sein – vergiß den Kochtopf" von H. Wandmaker stellte ich meine Ernährung radikal um. Wegen meines geringen Körpergewichts in Höhe von 45 kg bei 158 cm Körperlänge fastete ich nicht.

Der Anfang war schwer. So gab es immer wieder Rückfälle in die Kochkost sowie ein Hin und Her zwischen zu viel Obst und Kochkost. Trotzdem verbuchte ich erhebliche Gesundheitserfolge: keine Bronchitis mehr, gelegentlich kurze, leichte Erkältung (ist übrigens immer eine

Entgiftungsreaktion des Körpers), besseres Hautbild, kein Mundgeruch, keine belegte Zunge, kein Schweißgeruch, guter Stuhlgang- ohne Geruch.

Ein Jahr später ein Zusammenbruch durch schlechte Nierenwerte mit drohender Dialyse. Diesmal vollzog ich eine konsequente Umstellung auf Rohkost mit Wildkräutern, jedoch noch keine reine Urkost nach Konz (vorwiegend Früchte mit Wildkräutern).

Mein Speiseplan: vormittags nur Obst, mittags Gemüse oder Gemüsesalat mit Avocado, frischem Leinöl oder getrockneten Oliven. Gemüse; Avocado; oder Nußcremes mit Wild; und Gartenkräutern. Nachmittags Obst, Nüsse oder einige Trockenfrüchte, oder nur Gemüsesäfte. Abends aß ich wie mittags.

Es kam zur Besserung aller Beschwerden. Innerhalb von vier Wochen verzeichnete ich Bestwerte für Blut und Urin, ich beherrsche mein Anfallsleiden (nur Stress und fehlender Schlaf bleiben auslösende Faktoren). Ich fühlte mich wohl.

Mit 37 Jahren ließ ich das Amalgam aus den Zähnen entfernen und führte eine Ausleitung mit Koriander- Pesto, Knoblauch, Chlorella – Algen und Heilerde durch.

Die Sanierung erfolgte mit Zement, eine Teilsanierung von zwei Zähnen mit Aufbau- Keramik und einer Keramikkrone. Danach brach ich die Behandlung ab, weil sich der Zahnarzt weigerte, beim Zahnaufbau ohne örtliche Anästhesie zu arbeiten.

Ich fühlte mich allgemein sehr wohl. Eine heftige Mittelohrentzündung mit Fieber brachte mich dazu, acht Tage zu fasten mit täglichen Einläufen und es stellte sich innerhalb von drei Tagen die Gesundung ein. Mein Gewicht ging auf 40kg herunter, langsam pendelte es sich wieder ein auf 47kg. Und ist bleibend.

Seit einigen Monaten besitzen wir einen kleinen Pachtgarten für den Eigenanbau. Ich besuche kein Fitness- Studio mehr, sondern absolviere ein selbst zusammengestelltes Frühsportprogramm.

Fazit: Nie wieder möchte ich mich schlechter fühlen. Missempfindungen habe ich leider bei der Arbeit durch Computer- und Sendemast-Strahleneinwirkungen, Stress usw. Dem setze ich Entspannung bei der Gartenarbeit und absoluten Tiefschlaf entgegen.

14. Esoterik: (griech.) Lehre von den verborgenen Zusammenhängen in der Natur. Suche nach Ursprung und Bestimmung des Menschen.

Sind wir nicht alle auf der Suche nach uns selbst? Auch spirituell müssen wir richtig essen und erkennen, dass alles, was ist, stets der Eine ist. Denn wir haben einen physischen, mentalen, emotionalen und spirituellen Körper. (Körper, Geist, Seele) Nur in einem gereinigten, gesunden Körper können Energien frei fließen. Und jeder 100%ge Rohköstler wird eines Tages auf diesen spirituellen Weg gelangen. Lass dich nicht täuschen, aus der Nahrung beziehen wir relativ wenig Energie. Nahrung wirkt stimulierend, ist Mittel zum Zweck. Energie kommt zuerst aus dem Geist, dann aus der Luft (Prana). Die Bereitschaft für eine Begegnung mit der höchsten Intelligenz, dem Ursprung allen Seins, der einen Kraft, die der Gläubige Gott nennt, nimmt zu und ist keine Frage des Glaubens oder der Konfession, sondern ein Erkennen der Realität.

Nur in tiefer Meditation fühle ich mich völlig entspannt, voller Glückseligkeit und werde mein wahres Selbst erkennen. Uns allen geschieht nach unserem Glauben, das ist ein geistiges Gesetz. Sorgen wir dafür, dass wir das Richtige glauben. Glaube ist die Grundlage von Erfolg. Wer Gesundheit anstrebt, muss daran glauben. Durch Sonnenkost wirst du deinen Instinkt und deine Intuition wiederentdecken und an grenzenloses, kosmisches Wissen, das in jedem schlummert, gelangen. Du wirst ungeahnte Fähigkeiten erkennen und die geistige Kraft, dir alle Wünsche zu erfüllen.

15. Nahrung für Geist und Seele

Wir besitzen einen physischen, mentalen, emotionalen und spirituellen Körper. Halte nicht nur deinen physischen Körper gesund, lass auch Geist und Seele nicht hungern!

Was ist Geist?

Manchmal musst du dich von alten Gedankenmustern trennen und dein Denken auf Gesundheit, Harmonie, Liebe und Glück einstellen. Dabei solltest du den Glauben an die Urkraft, wir nennen sie Gott, immer bewahren. Gott ist jene höchste Intelligenz, die alles lenkt. Lass dich von ihm in allen Lebenssituationen leiten und führen. Er ist immer nur bestrebt, dich zu Wohlstand, Gesundheit und Glück, also zu höchster Vollkommenheit zu führen.

Du selbst bist in deinem wahren Sein vollkommen. Diese Fähigkeiten kannst du wiederentdecken und erwecken. Durch Meditation wirst du dein wahres Sein erkennen und vollkommenen Frieden und vollkommene Liebe finden. Aller materieller Reichtum wird für dich dann unwichtig. Werde reich an Weisheit und Erkenntnis!

16. Denke dich gesund!

Positives Denken bringt positive Lebensumstände hervor. Nimm alles dankbar an und lerne! Umgib dich mit Menschen, die dir ebenbürtig sind und an denen du geistig und seelisch wachsen kannst. Nur an der Ausstrahlung positiver und freundlicher Menschen wirst du dich auch positiv und erfolgreich entwickeln. Achte auf Informationen, die du durch Menschen und Medien aufnimmst. Wähle sorgfältig aus. Nur wertvolle und gute Informationen bringen dich voran.

Jeder Mensch verfügt über besondere Fähigkeiten und Talente. Leider ist unsere Welt so hoch technisiert, dass diese Fertigkeiten verdrängt wurden. Telefone brauchen wir gar nicht, denn wir können mental kommunizieren. Unsere Intuition ist unser bestes Werkzeug, um unseren Geist, unsere Emotionen, unser Leben, ja auch unsere Träume bewusst zu steuern. Finde deine wahren Fähigkeiten, indem du ein einfaches Leben führst und durch Meditation dein wahres Selbst erkennst.

Folgende Affirmationen werden dir helfen, mehr über dich zu erfahren. Sprich sie nach dem Aufwachen, da dein Unterbewusstsein zu dieser Zeit am aufnahmefähigsten ist.

„In Verbindung mit meinem wahren Selbst erkenne ich meine besonderen Talente"

„Das Universum gab mir besondere Fähigkeiten, damit ich sie zum Wohle aller zum Ausdruck bringe"

„Mein Leben und meine Talente sind ein Geschenk Gottes an mich, meine Talente in meinem Leben vollkommen zum Ausdruck zu bringen ist mein Geschenk an Gott"

Die Bereitschaft für eine Begegnung mit der höchsten Wirklichkeit, dem Ursprung allen Seins, der einen Kraft, die der Gläubige Gott nennt, nimmt ständig zu und ist längst keine Frage des Glaubens oder

der Konfession mehr, sondern ein Erkennen der Realität. Nur durch innere Erleuchtung ist es möglich, die Wahrheit zu schauen.

Was heißt es, sich geistig und spirituell zu entwickeln?

Das Wort „spirituell" kommt aus dem Lateinischen „spiritus", im Englischen „spirit" und gemeint ist eine beseelte geistige Kraft. In Indien nennt man es „prana" und in China „chi". Es ist eine starke und bewegende Energie. Der spirituelle Weg ist von vielen Prüfungen gepflastert. Du musst viele schlechte Gewohnheiten am Wegesrand zurücklassen und durch neue, bessere Gewohnheiten ersetzen. Ziel dieses Weges ist die höchste Glückseligkeit und Weisheit. Eine der schwierigsten Prüfungen auf dem Weg ist der Umgang mit dem Denken!

Dabei findet der größte Lernprozess in uns selbst statt. Nämlich in unserem Bewusstsein, über unsere Gedanken und Gefühle. Bemühe dich, jede Gelegenheit, die sich bietet, positiv zu nutzen. Lenke deine ganze Aufmerksamkeit immer auf das, was du gerade tust, egal, ob du gerade Unkraut jätest oder Essen zubereitest. Alles was du tust, musst du konzentriert tun. Dann tust du es effektiv und erzielst die besten Ergebnisse.

Gedanken

Gedanken sind wie ein Quell,
mal sprudelnd und mal sacht,
fliessen zeitlos auch im Traum dahin
ruhen erst, wenn ich in tiefer Meditation bin.

Gedanken sind wie Sterne
flackern auf gleich einem Blitz,
weisen die Richtung zu erfolgreichem Handeln
lassen uns auf dem Weg der Erkenntnis wandeln.

Gedanken sind wie Kinder
lassen uns nie ruhn,
meist spielend leicht und heiter
begleiten sie unseren Lebensweg weiter.

Gedanken sind die göttliche Kraft
das Gute zu stärken in uns,
die Sehnsucht nach wahrer Liebe zu stillen
vermagst du nur mit Glaube und Willen.

17. Finde dein wahres „Ich"

Im Buch der Psalmen sind Lieder, die aus dem Herzen kommen. Das Herz kann man sich als das „heilige Gefäß", den „goldenen Kelch" innerhalb des Körpertempels vorstellen. Im Altertum war das Herz gleichbedeutend mit Unterbewusstsein.

Dr. Joseph Murphy ging der esoterischen Bedeutung der 150 Psalmen nach und enthüllte uns spirituelle Reichtümer kostbarster Art. Die folgenden wissenschaftlichen Gebete sind aus dem Buch der Psalmen entnommen und lehren dich, wie du dir aus Schwierigkeiten wieder heraus helfen kannst.

Bejahe die einfachen Wahrheiten immer wieder und es wird dir gelingen, dein Unterbewusstsein durch Wiederholung, Glauben und Erwartung damit zu imprägnieren. Morgens nach dem Aufwachen ist dein Unterbewusstsein am aufnahmefähigsten. Alle Psalmen lehren uns, Vertrauen in Gott und alle guten Dinge zu haben.

Wenn du von Angst befallen wirst, dann bejahe: *„Gott ist mein Hirte. Gott hat mich erschaffen und er erhält mich auch. Gottes Liebe heilt mich und ich sage Danke für die Heilung, die sich jetzt vollzieht."*

Die Feinde befinden sich immer in deinem Gemüt, von dir selbst erschaffen, etwa Furcht, Zweifel, Sorge, Feindseligkeit. Sie belästigen uns und rauben uns unsere Vitalität, unseren Gemütsfrieden und unsere Energie. Beruhige dein Gemüt und bejahe ruhig und langsam: *„Das heilende Licht Gottes durchdringt mein Gemüt und mein Herz, und Gottes Liebe erfüllt meine Seele. Das Licht Gottes umgibt mich und hüllt mich ein."*

Wenn du diese Wahrheiten bejahst, werden alle negativen Gedanken neutralisiert und zerstört. Du kannst deine Jugend erneuern, wenn du häufig bejahst: *„Die verjüngende Kraft des Geistes wirkt jetzt in jeder Zelle und Faser meines Wesens und macht mich ganz rein, frisch und strahlend vor göttlichem Leben und Vollkommenheit. In jedem Moment* *meines Lebens werde ich jugendlicher. Die unermüdliche, belebende Energie des göttlichen Lebens fließt jetzt durch mich hindurch. Ich fühle mich wunderbar."*

Du bist das, was du den ganzen Tag denkst. Dein Denken und dein Fühlen sind dein Schicksal. Lebe so, wie du es dem anderen wünscht!

Lass nun los von allen Gedanken und führe folgende Konzentrationsübung durch:

Setz dich bequem hin, sorge für Ruhe und atme bei geschlossenen Augen ruhig und tief ein und aus. Beobachte und spüre deinen Atem. Fühle wie dein Bauch sich hebt und senkt und du immer ruhiger wirst. Bald merkst du, dass nicht du atmest, sondern dass es „dich atmet". Stelle dir eine herrliche Wiese vor, übersät mit wundervoll duftenden Blumen. Konzentriere dich auf diese Wiese, lausche dem Zwitschern der Vögel und nimm den Geruch der Blumen wahr. Genieße dieses Gefühl und verinnerliche dir folgende Affirmation:

„Ich bin der Meister meiner Gedanken – ich entscheide, was ich denke, an wen ich denke und welche Energien ich meinen Gedanken gebe. Ich entscheide mich für das Schöne, das Positive und Aufbauende. Ich erfülle jeden Gedanken mit Liebe – Liebe zu mir, zu meinen Mitmenschen, meiner Umwelt. In mir wächst Harmonie und Freude. Ich bin, was ich denke. Ich bin strahlendes Licht, ich bin vollkommen. Ich strahle dieses Licht aus. In mir ist Ruhe und Harmonie. Alles ist gut, so wie es ist!"

18. Gedanken können heilen

Man kann eine Krankheit nie durch äußere Mittel verhindern oder beseitigen, denn die Ursache einer Krankheit liegt immer nur in einer nicht naturgemäßen Lebensweise und in den Gedanken. Erst wenn die Gedanken auf Gesundheit eingestellt werden, kann man gesunden – sonst nicht!

Nur Meditationen werden deine Gedanken lenken und stärken.

Und so kannst du meditieren:

- Suche dir einen ruhigen Platz.
- Breite eine Decke über den Stuhl aus, damit störende Erdstrahlen dich nicht beeinflussen.
- Dein Blick ist nach Osten gerichtet, weil von dort die meiste Lebensenergie strömt.
- Setze dich aufrecht (gerade Wirbelsäule) auf den Stuhl.
- Lege deine Hände mit den Händflächen nach oben auf den Schoß.
- Schließ deine Augen und beobachte deinen Atem.
- Lass einfach alles andere los, außer das, was du gerade tust, du beobachtest deinen Atem.
- Du erkennst, das du nicht der Körper bist, sonder Bewusstsein.

Wenn du willst, kannst du folgende Affirmationen in dein Bewusstsein nehmen. Suche dir aus, welches dir im Moment entspricht:

- „Ich bin glücklich und voll innerem Frieden. Ich finde meinen Weg zur Selbstverwirklichung."
- „Ich esse ganz bewusst das Richtige, dadurch bin ich leistungsfähig und gesund."
- „Ein wunderbares Wohlgefühl durchströmt meinen Körper und erfüllt jede Zelle mit Kraft, Gesundheit und Harmonie."
- „Meine Zuversicht gibt mir Ausdauer und stärkt meinen Mut."

- „Vater, du bist in mir, ich bin gesund."
- „Vater, ich danke dir für die wundervolle Heilung, die sich jetzt vollzieht."
- Himmlischer Vater, stärke meinen Entschluss, mit meinen schlechten Gewohnheiten zu brechen, die negative Schwingungen anziehen, und gute Gewohnheiten zu bilden, die gute Schwingungen anziehen."

19. Heilen Pflanzen?

Pflanzen können deinen Selbstheilungsprozess unterstützen. Du kannst dir selbst Früchte in deinem Garten heranziehen, die den Heilungsprozess unterstützen und dich gesund erhalten. Anastasia, eine junge Frau, die allein in der sibirischen Wildnis lebt, führt ein ungewöhnliches Leben. Sie verfügt über ein hohes Wissen und übernatürliche Fähigkeiten. In den Büchern über Anastasia macht sie Aussagen über den praktischen Weg zu körperlicher und geistiger Gesundheit. Folgende Tipps stammen von Anastasia. Probiere sie aus und du wirst ganz besondere Früchte ernten.

Vor dem Säen:
1. Nimm einen oder einige Samen (nicht vorher anfeuchten) für mindestens 9 Minuten in den Mund!
2. Halte sie dann ca. 30 Sekunden zwischen den Handflächen und stehe dabei auf der zu bepflanzenden Stelle barfuß. (Die Erde nimmt über den Schweiß deiner Fußsohlen deine Körperinformationen auf)
3. Öffne deine Handflächen und halte sie vor den Mund. Atme nun die Luft auf die Samen aus.
4. Lege sie nun ca. 30 Sekunden in die Sonne.
5. Säe den Samen nun aus, aber gieße erst 3 Tage später an!

Jäte nicht alle Unkräuter auf dem Beet. Lass von jeder Art mindestens eine wachsen, schneide sie nur ab.

Unkräuter:
- schützen die Kulturpflanzen vor Erkrankungen
- sie vermitteln zusätzliche Informationen

Während des Wachstums solltest du mit den Pflanzen kommunizieren, sie vor allem bei Vollmond berühren.

Die Samen sammeln alle Informationen dieses Menschen und nehmen die für diesen Menschen erforderliche Energie aus Kosmos und Erde auf.

Setzlinge pflanzen:
1. Die Erde des geschaufelten Loches drückst du mit den Händen und bloßen Füßen an.
2. Nun spuckst du in das Loch.

Schwitzende Füße scheiden Toxine aus, die Informationen von Erkrankungen des Organismus enthalten. Die Setzlinge erhalten diese Informationen und geben sie an die Früchte weiter, die dann diese Erkrankung heilen können. Geh also ab und zu barfuß durch deinen Garten!

Die auf diese Weise vom Menschen verzehrten Früchte können:
- ihn von Krankheiten heilen
- sein Altern verlangsamen
- ihn von schlechten Gewohnheiten befreien
- seine geistigen Fähigkeiten verbessern
- seelische Ruhe geben

20. Atme dich gesund!

Der Atem ist eine Brücke zwischen Körper, Geist und Seele. Der Atem ist das einfachste und preiswerteste Heilmittel, denn er stärkt die Organfunktionen, steigert die Nervenkraft und gibt Lebensenergie. Wir leben in einer atemberaubenden Zeit. Jeder kennt solche Aussagen wie:

„Es verschlägt mir den Atem!"

„Mir stockt der Atem!"

„Mir bleibt die Luft weg!"

„Mir geht die Puste aus!"

Krampfhafte Zeitnutzung, starre Zielstrebigkeit, Leistungsdruck, Konkurrenzdenken, Karrieredenken, Hypertechnisierung, Besitzgier, Hektik putschen den Atem bis zur Erschöpfung an – die Folge ist Fehlatmung.

„Du hast die Nase voll, ringst nach Luft. Du möchtest Dampf ablassen, aber tust es nicht. Könntest du deinen Gefühlen Luft verschaffen – dein Atemreflex bliebe intakt."

blockierte Gefühle = blockierte Atmung!

Der weiseste Weg zu innerer Entspannung ist eine bessere Atmung. Bemühe dich, die Bauchatmung anzuwenden. Beobachte nun einmal deinen Atem! Bewegt sich dein Brustkorb oder deine Bauchdecke? Lege die Hand auf den Bauch. Beim Einatmen hebt sich die Bauchdecke nach außen, beim Ausatmen senkt sich die Bauchdecke.

Hier nun eine kleine Atemübung:

- Schließe deine Augen!
- Atme zuerst gründlich aus! Ausatmung reinigt von verbrauchter Luft, entgiftet, entschlackt und entsäuert.
- Atme nun auf 6 Zählzeiten ein!

- Halte 6 Zählzeiten die Luft an!
- Atme auf 6 Zählzeiten aus!
- Halte wieder 6 Zählzeiten an! usw.

Oder:
- Atme auf 12 Zählzeiten ein!
- Halte nun 6 Zählzeiten die Luft an!

- Atme auf 6 Zählzeiten aus!
- Beginne von vorn!

Diese Atemübungen solltest du anwenden, wenn du dich müde und abgespannt fühlst und besonders nach Stress- Situationen. Du kannst sie aber auch regelmäßig nach dem Aufstehen und vor dem Schlafengehen am offenen Feuer durchführen. Solche Techniken wie Yoga, Qi Gong und andere werden immer mit Atemtechniken koordiniert. Ein ruhiger, langsamer Atem beruhigt dein Herz, ein ruhiges Herz verlängert dein Leben.

21. Entfalte deine Intuition, lebe „einfach" – 2. Vorwort (für diejenigen, die immer zuerst die letzte Seite lesen)

Lebe aus dem Bauch heraus, lebe einfach!

So kannst du dein wahres Glück finden:
- Iss lebendige, rohe Kost!
- Bewege deinen Körper!
. Krafttraining
. Wandern
. Radeln
. Yoga (z.B. Die fünf Tibeter, Qi Gong ...)
. Tue, was dir Spaß macht!
- Suche Muße und Entspannung, vermeide Stress!
. Meditiere
. Singe
. Lies Gedichte
Das ist Medizin für deine Seele!

„Liegt dir Gestern klar und offen,
wirkst du Heute kräftig frei,
kannst auch auf ein Morgen hoffen,
das nicht minder glücklich sei."
J.W. Goethe

22. Bezugsquellen

Rohkost – Gesprächskreise erfährst du beim
Bund für Gesundheit e. V.
Talstr. 36
D – 52525 Heinsberg
Tel. 02452 – 22678
Fax. 02452 – 101078

„ Colon Formula" zur Darmsanierung kannst du anfordern bei:
Life Plus
Little End Road
Eaton Socon, St. Neots
Cambs. P E 198 J H
England
Tel.(0044) 1480 224 620
Fax.(0044) 1480 224 621

Ein Wasserreinigungsgerät und AFA – Algen erhältst du bei:
Sanacell
Dovestr. 1
10587 Berlin
Tel. 030 – 398067 – 0
Fax. 030 – 398067 19

Sehr gute Heilerde beziehst du bei:
Argiletz –Tonerde Produkte
Siegfried Bachert
Postfach 1105
D – 65701 Hofheim a. Ts.
Tel. 06192 –22201
Fax. 06192 –22208

Unbehandeltes Obst und Gemüse in reicher Auswahl liefert:
Orkos
9 Rue du Chateau
F – 77650 Soisy – Bouy
Tel. 0800 999 888 1
Fax. 0800 999 888 2

23. Empfehlenswerte Literatur

Gesundheits-Konz - von Franz Konz

Willst du gesund sein, vergiss den Kochtopf! -
von Helmut Wandmaker

Sonnen-Diät - von David Wolfe

Das ist mein Wort – A und Ω - von Verlag DAS WORT

Anastasia-Bücher - von Wladimir Megre

Loslassen, was nicht glücklich macht – von Kurt Tepperwein

Finde deinen Körper selbst! – von Dr. Joseph Murphy

Autobiographie eines Yogi – von Paramahansa Yogananda

Amalgam – Risiko für die Menschheit –
von Dr. med. Joachim Mutter

Die Antwort des Wassers – von Masaru Emoto

Handbuch für die stillende Mutter – von La Leche Lige

Megamin – von Bernd Bieder